磁性アタッチメントの臨床

― 症例から学ぶ実践テクニック ―

著　石上　友彦

一般財団法人　口腔保健協会

序　文

　磁性アタッチメントは，磁力の特性からなるいくつかの優れた特徴と有用性が多くの臨床家に認められ，一般歯科治療に広く普及した．しかし，磁性アタッチメントを積極的に使用する歯科医師は比較的限定されている．著者は田中貴信先生の指導の下，磁性アタッチメントの開発に加わり，その有用性と簡便性に魅了され臨床において義歯の自費診療の80％以上の症例に使用しており，多くの患者さんに喜ばれている．患者さんは残存歯の保存への要望が強いのは当然であるが，欠損歯列を補綴する場合，状態の悪い残存歯は抜歯をして，装着された義歯が長期に使用できることがよい場合もある．しかし近年，歯内療法や歯周病処置に関する術式が進歩し，従来なら抜歯されたような状態の歯も保存可能となり，口腔内に比較的状態の悪い残存歯が増加してきた．最終処置としての補綴装置に，このような残存歯をうまく組み込むことが必要であるが，従来の維持装置には難しい面があった．なぜなら，支台歯に無理な力が加わり，条件の悪い残存歯の早期脱落を招来する危険が高いからである．

　今回紹介する磁性アタッチメントは，永久磁石の吸引力を利用して義歯を支台歯に固定する維持装置である．発売当初，磁性アタッチメントは無髄歯に対する根面アタッチメントの形態がその基本とされ，根面板の形態を可及的に低く設計し，支台歯が受ける側方力や回転力に対する抵抗を少なくすることにより，大きな外力を支台歯に伝達しない，いわゆる支台歯に優しいアタッチメントの使用方法が多用された．これにより比較的状態の悪い支台歯も長期に有用活用することが可能となった．

　磁性アタッチメントは発売当初から複数の製品が市販され，その後，支台歯に十分な負担能力があり，義歯に高い機能性が求められる場合には，側方力に対する補助的な抵抗形態を与えることで，リジットで強固な維持装置として用いる方法も開発され，さまざまな症例に利用されるようになった．

　現在では最も数多く使用されているアタッチメントであり，術後経過のよい補綴治療の一助となることは多くの臨床経験からも確信している．しかし，学問的に保存不可能な歯に利用したり，誤った義歯の設計や治療計画を行えばいい結果を得られるはずがない．

　磁性アタッチメントは患者さんにとっても歯科医師にとっても有益な補綴装置であり，術後の経過にトラブルが生じない利用方法やその要点，メインテナンス等について，著者の臨床経験と愛知学院大学歯学部有床義歯学講座，並びに日本磁気歯科学会そして，日本大学歯学部歯科補綴学第Ⅱ講座の医局員の研究成果を基に紹介し，本書が補綴治療の一助になることを切望する．

　　2017年3月

　　　　　　　　　　　　　　　　　　　　　　　　　　　　　　　　　　石上　友彦

目　次

第1章　磁性アタッチメントの特徴　1

1. 基本的使用法 …………………………………………………………………………………… 1
2. 応用使用法 ……………………………………………………………………………………… 4
3. 問題点 …………………………………………………………………………………………… 5

第2章　磁性アタッチメントの歴史と変革　6

第3章　臨床術式　7

1. 不適応症の選択 ………………………………………………………………………………… 7
2. 根面板支台歯形成 ……………………………………………………………………………… 7
3. 暫間根面板（テンポラリー）の製作 ………………………………………………………… 10
4. 根面板の印象採得 ……………………………………………………………………………… 10
5. 根面板の製作 …………………………………………………………………………………… 13
　　1) 作業模型の製作／14　　2) 根面板の形態／14
　　3) キーパーの設置部位／15　　4) キーパーの設置方法／16
6. 義歯の製作 ……………………………………………………………………………………… 19
　　1) レジン床義歯／19　　2) 金属床義歯および金属補強の義歯／20
7. 磁石構造体の義歯への合着 …………………………………………………………………… 21
　　1) レジン床への合着／21　　2) 金属床への合着／23
8. 義歯床縁の位置 ………………………………………………………………………………… 25
9. キーパーと磁石構造体の選択 ………………………………………………………………… 27

第4章　症　例　29

1. オーバーデンチャー …………………………………………………………………………… 29
　　症例1：残存歯の状態に不安がある症例　29
　　症例2：磁性アタッチメントのスペースが少ない症例　32
　　症例3：上顎6前歯に根面板を装着した症例　34
　　症例4：インプラント除去後の症例　36

症例 5：即時オーバーデンチャーの症例　38

　2. Magnotelescopic Crown（MT冠）—リジットな維持装置—　42

　　　症例 1：ポンティック部の清掃が困難な症例　42

　　　症例 2：固定性ブリッジでは長期予後に不安がある症例　44

　　　症例 3：欠損部が長く固定性ブリッジが不適応な症例　45

　3. 歯冠外アタッチメント　48

　　　症例 1：上顎前歯部に固定性歯冠補綴を望んだ症例　48

　　　症例 2：下顎前歯部に固定性歯冠補綴を望んだ症例　50

　4. インプラント治療　53

　　　症例 1：インプラントオーバーデンチャーの症例　53

　　　症例 2：MT冠様のインプラント歯冠補綴症例　58

　　　症例 3：磁性アタッチメントによる天然歯部の連結症例　59

　5. 顎顔面補綴治療　62

　　1）上顎顎義歯／62

　　　症例 1：上顎骨欠損の有歯顎症例　62

　　　症例 2：両側上顎骨欠損の無歯顎症例　63

　　　症例 3：上顎骨欠損インプラントオーバーデンチャー症例　65

　　2）下顎顎義歯／67

　　　症例 1：下顎骨再建後の顎義歯症例　67

　　3）口唇口蓋裂治療／68

　　　症例 1：口唇口蓋裂症例　68

　　4）顔面補綴／70

　　　症例 1：上顎および顔面欠損症例　70

　　5）放射線治療／72

　　　症例 1：被曝患者の抜歯症例　72

　6. 義歯修理　73

　　　症例　1：部分床義歯支台歯脱離の修理　73

　　　症例　2：コーヌス義歯内冠脱離の修理　74

　　　症例　3：ポストキーパーを用いた義歯修理　76

第5章　問題点への対応　79

1. MRIへの対応 …………………………………………………… 79
   1）アーチファクト／80　　2）偏向力／80　　3）発熱／83
   4）MRI撮影時のための患者説明／84
2. 維持力が発揮されないときの対応 …………………………… 86
3. 歯周組織への対応 ……………………………………………… 88
4. 支台歯への対応 ………………………………………………… 90
5. 磁石構造体脱離への対応 ……………………………………… 90

第6章　メインテナンス　93

1. 歯周組織の管理 ………………………………………………… 93
   1）ブラッシングの確認／93　　2）スケーリング／94　　3）機械的歯面清掃／94
2. 残存歯の管理 …………………………………………………… 95
3. 義歯の管理 ……………………………………………………… 97
   1）適合の確認／98　　2）咬合の確認／98

第7章　トラブルへの対応　100

1. 口腔内と義歯の清掃が悪いとき ……………………………… 100
2. 支台歯が動揺してきたとき …………………………………… 100
3. 支台歯がカリエスに罹患していたとき ……………………… 102
4. 食物が咬み切れないとき ……………………………………… 103
5. 義歯がたつくとき ……………………………………………… 103
6. 終わりに ………………………………………………………… 106

参考文献 …………………………………………………………… 107
索　　引 …………………………………………………………… 110

第1章 磁性アタッチメントの特徴

1. 基本的使用法

　磁性アタッチメントは，磁石本体を内蔵する磁石構造体と，これに吸着する磁性ステンレス板であるキーパーとから構成されている（図1）．通常は前者を義歯床内に，後者を支台歯の根面板内に組み込み，両者の磁気的な吸引力を義歯の維持力として利用するものである（図2）．従来の維持装置と異なり，摩擦力や弾性力の機能による維持力ではなく，磁力により維持力を発揮する全く異なった維持装置である．磁性アタッチメントは，基本的ないくつかの特徴を備えており，臨床成果を発揮するためには，これらの特徴を十分理解して用いることが必要である．

　特徴の一つとして，磁石構造体とキーパーは密接した状態において強い吸引力を発揮するが，両者の間にわずかな磁気的な空隙（エアーギャップ）ができると，その力は急減することである（図3）．磁性アタッチメントを使用したが維持力が発揮されない多くの場合の原因はここにある．

　また，磁性アタッチメントは側方から加わった荷重に対する抵抗力は小さいので，義歯の着脱時に支台歯に加わる負担はきわめて小さくなる．つまり，従来支台歯として使用するに

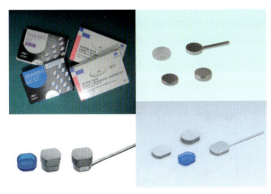

図1　市販されている磁性アタッチメントのセット

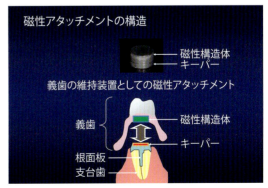

図2　磁性アタッチメントの構造と使用図

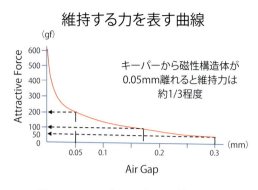

図3　エアーギャップと吸引力の関係

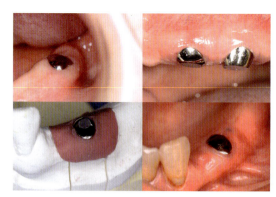

図4　歯の状態が不安な根面板は顎堤の形態に沿った形にする

は骨植的に問題があった歯でも，非機能的な荷重に対し抵抗が少なく，歯冠歯根比を改善することにより活用することが可能となった．そして，機能的な荷重に対しては歯根膜負担による感覚の確保や顎堤吸収の防止等にも有用である．

　開発当初，磁性アタッチメントは無髄歯に対する根面アタッチメントの形態がその基本とされ，根面板の形態を可及的に低く設計し，支台歯が受ける側方力や回転力に対する抵抗を少なくすることにより，大きな外力を支台歯に伝達しない，いわゆる支台歯に優しいアタッチメントの使用方法が多用された（図4）．

　その後，支台歯に十分な負担能力があり，義歯に高い機能性が求められる場合には，側方力に対する補助的な抵抗形態を与えることで，リジットで強固な維持装置として用いる方法，すなわち，コーヌスクラウンの維持力を磁力にしたマグノテレスコープクラウン等も紹介され（図5），さらに，歯冠外アタッチメント用としての既製パターンもでき（図6），有髄歯にも使用しやすくなった．リジットな維持装置として使用する場合には根面板の側面に補助形態を付与する等の方法で，機能的に強固な義歯の設計が可能となる．もちろん，この場合には，磁性アタッチメントも「歯に優しい」維持装置ではなく，各支台歯の状態に合致した形態を与えることで，その支台歯を義歯の維持源として十分活用することができるアタッチメントとなる．

　さらに，アタッチメントの着脱方向に関しては，その自由度が大きいことから，クラスプ，コーヌスクラウン等のように形態的に制限の多い従来の各種維持装置との併用においても全く問題がなく，特に金属床やコーヌス義歯の修理時に威力を発揮する．また，磁性アタッチメント義歯は複雑な構造になりにくいため，清掃等のメインテナンスに関しても有利である．これらのことは，高齢者や要介護者にとって非常に有益である．そして，従来の維持装置は摩擦力に頼り長期間の使用により，いずれも変形，摩滅，破損等により漸次その機能力が低下することは確認されているが，磁石の力は本質的に消耗するものではない．特に日本の磁

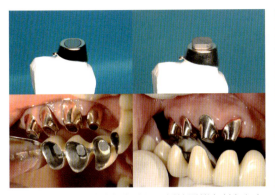

図5 根面板の側壁を高くし、抵抗形態を付与したマグノテレスコープクラウン

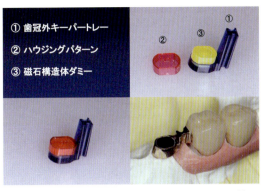

図6 歯冠外磁性アタッチメントのパターンと使用例

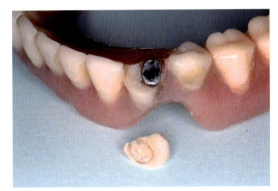

図7 磁性アタッチメント上の人工歯と義歯床の厚み不足で、破折した人工歯

性アタッチメントに用いられている希土類磁石は，数十年の単位でその性能が劣化しない．

　しかし所詮，磁性アタッチメントは維持装置の一つであり，義歯の重要な要素である支持，把持，維持のバランス，また，義歯の重要な要素であるオクルーザルストップについても咀嚼機能時の歯根膜・粘膜の支持負担のバランスへの配慮が大切となり，義歯が受ける側方力に対する把持力のバランスそして義歯全体としての維持力のバランス等，種々の関係が相乗的に義歯の術後経過に影響を与える．そして磁性アタッチメントをオーバーデンチャーに設置する場合には，支台歯と対合歯との間に磁石構造体が入るスペースが必要である．レジン床に組み込むときは根面板上面から5mm以上のクリアランスがないと義歯装着後，薄いレジン部分が破折したり，磁石構造体が脱離することがある（図7）．また，磁性アタッチメントは側方からの荷重に対する抵抗力は小さいが，骨植のよくない歯を利用した根面板の側壁に急な面を付与すれば良好な術後は得られない．磁性アタッチメントも学問的に保存不可能な歯に利用したり，誤った義歯の設計，治療計画を行えば，よい結果を得られるはずがない．

2. 応用使用法

　磁性アタッチメントはすでに臨床現場で広く認知され，近年インプラント義歯への磁性アタッチメントの利用も，一つの手段として大いに期待がもたれている（図8）．歯に優しく，操作性のよい磁性アタッチメントはデリケートなインプラント治療に対しても期待ができるからである．

　インプラント治療の良好な術後経過を得るためには，術前の診査，診断からそれに基づく的確な埋入手術，さらに機能，審美性の回復と良好な清掃性を考慮した上部構造の装着とメインテナンスまでの合理的な処置が必要である．この一連の治療の要所に，磁性アタッチメントを利用し良好な結果を得ている．

　さらに，顎顔面補綴処置すなわち，腫瘍などが原因で生じた顎骨とその周囲組織の欠損に対する処置にも磁性アタッチメントは有用である（図9）．技工操作の簡便な磁性アタッチメントは補綴維持装置として有利な手段の一つであり，術者の設計により種々の特徴をもつアタッチメントとなる．

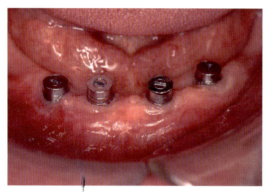

図8　試作のインプラント用キーパーをアバットメントにネジ固定した使用例

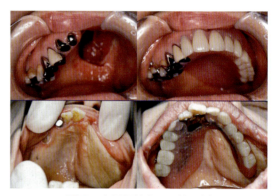

図9　上顎顎義歯への使用例

3. 問題点

　磁性アタッチメントに唯一の臨床的問題点があるとしたら，MR撮像に影響があることである（図10）．しかし，日本磁気歯科学会の安全基準検討委員会の指針によると，MR撮像時にキーパーには10gf程度の偏向力（引っ張られる力）が加わるが，キーパーがしっかりと合着されていれば問題はない．また，キーパー付根面板が装着されている支台歯周囲は0.7℃以下の発熱が生じるが，他の歯科合金と同程度で問題はない．アーチファクトに関しては，キーパーを中心に7cm前後のアーチファクトが生じるが，口腔内から離れた部位は問題なく読像が可能である．ただ，撮像に影響があることは事実であり，MRI検査に対する影響への対応として，キーパーを鋳接する方法からセメント合着し，必要に応じてキーパーを容易に撤去する方法も確立され，ますますその有用性が見直されている．上記の内容を術者は把握しておく必要がある．

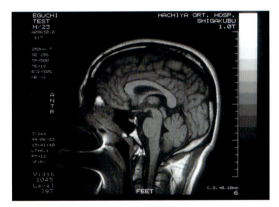

図10　上顎第二大臼歯に装着されたキーパーによりアーチファクトが生じたMR画像

第2章 磁性アタッチメントの歴史と変革

　磁石を義歯の維持に利用しようとする試みは1950年代の文献にもみられるが，明確な臨床成果はみられなかった．1967年に米国で画期的な高性能磁石であるサマリウム・コバルト磁石が発明された．この高性能な新磁石の発明によって，従来では夢であった残存歯根上に適用する方式が実現性を帯びた．

　日本では1976年に佐々木英機，木内陽介両先生の発想として，この希土類磁石を残存歯根上に応用する報告がなされていた．磁性アタッチメントの開発，改良は日本磁気歯科学会が先導して行っているが，この学会の母体は1980年にDMA研究会と称して10年間にわたり継続し，1991年に学会として設立され，現在は歯科医学会の認定分科会に位置されている．

　当初，磁性アタッチメントは口腔内環境で容易に腐食することと，臨床的に満足できるような維持力が得られないことなどの問題点があった．現在の磁性アタッチメントは田中貴信先生の先導により，これらの問題点を克服して，口腔内で長期的に安定して用いることができるように工夫されたものであるが，その開発の基本点は防錆対策と効果的な磁気回路を応用した高性能化であった．これは，磁石の能力を極限まで引き出す工夫と，錆びやすい磁石本体のレーザーによる完全なシールであった．このため，このような構造物を単なる磁石と呼ぶのは不適切ということになり，その本体部分は従来から工業界で用いられている用語を借用して，磁石構造体（magnetic assembly）と呼ばれるようになった．因みに，キーパー（keeper）もこの分野で旧くから用いられる磁石用語である．1992年に磁性アタッチメントとして製品化，紹介され，現在はサマリウムからさらに高性能のネオジウムに改良され日本の市場に出ている．

　また，日本磁気歯科学会の事業として，2005年から日本主導により磁性アタッチメントの国際規格策定が現実として動き始め，2012年7月15日にISO 13017が国際標準規格として発行されるに至った．

　現在，海外数か国から，国内においても数社から磁性アタッチメントが紹介されている．ISO規格を有する日本の製品が，実用性・安全性からみて，現時点でも最も優れていることは事実である．

第3章

臨床術式

1. 不適応症の選択

　維持装置としての磁性アタッチメントは，磁力により常に支台歯に密着しており咬合圧や咀嚼圧が加わる．支台歯は義歯におけるレストと同様に歯根膜負担を受けることになる．つまり歯周組織に問題があり，垂直的に動揺する歯には不適応である．しかし，側方荷重を受けにくい形態のキーパー付根面板にすることにより，動揺度2程度でも歯周ポケットの改善を図り活用することは可能である．もちろん歯根に亀裂が存在したり，骨縁下にう蝕が存在するなど基本的に保存不可能な歯に適応しても良好な術後結果は得られない．

　また，磁性アタッチメントはキーパーと磁石構造体の厚みが義歯床に収まる必要があるので，レジン床義歯の場合は対合歯とのクリアランスが根面形成後その上面から7mm以上ない症例には不適応である．後述するが，金属で磁石構造体をバッキングする方法を用いればクリアランスは3mm程度でも使用が可能である．基本的に保存が可能な支台歯で，磁性アタッチメントが設置できるスペースがあり，金属アレルギーのない患者さんは全て適応症と考えている．しかし，恒常的にMRI診査が必要な患者さんには，他の維持装置を選択するほうが得策かもしれない．

2. 根面板支台歯形成

　基本的にオーバーデンチャー用の根面板支台歯形成と同じであるが，キーパーのスペースが必要であり，根面板に非機能的な荷重，つまり側方荷重を受けにくいキーパー付根面板（図1）が設置できるように支台歯を形成することが望まれる．

　①根面形成の上面が歯槽堤より上にならないように，まずは歯冠を歯槽堤の高さで削除する（図2）．
　②根面板に側方荷重がかかりにくくするために支台歯全周にベベルを付与する（図3）．その際，支台歯軸面が図4のBのように立ち上がっていると矢印の根面板側面形態が歯槽

第3章　臨床術式

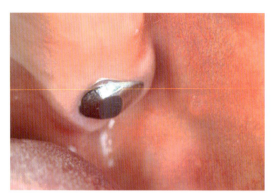

図1　オーバーデンチャー用には基本的に側方荷重を受けにくい形態の根面板を製作する

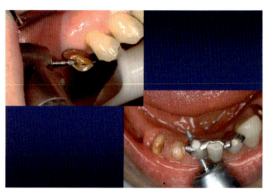

図2　根面板の支台歯形成は，まず歯槽堤の高さで歯冠部を切除する

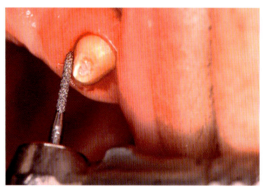

図3　根面板の側壁を傾斜させるために支台歯全周に角度の大きなベベルを形成する

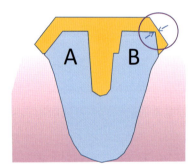

図4　Bのように支台歯の軸面が強いと根面板製作時に側壁に傾斜が付けられなくなる

　堤とスムーズな形態を付与するのが困難となるので，Aのように軸面テーパーを強めにするとよい．そしてフィニッシュラインを明確にし，根面板との辺縁適合性を向上させることも大切である．

③歯冠歯根比を改善するために形成するような支台歯は歯周ポケットが深く，歯周処置によるポケットの改善が望まれるが，支台歯の負担を軽減させるためにも早期に形成する必要がある．そこで著者は歯肉縁下何mmではなく，ポケット底まで出血を伴いながら歯周ポケット搔把を兼ね形成を行うことを勧める（図5）．その後，暫間根面板を装着し，歯周ポケット改善の後，後述する印象を行う．

④根面板上面はキーパーが設置されるので，上面を凹面にし（図6），キーパーを載せてもキーパー上面が歯槽縁上にならないようにすると（図7），歯槽堤に沿った形態のキーパー付根面板が製作できる．印象採得時に歯肉ポケットが改善され，根面板上面が歯肉縁上になった場合は，再度上面の形成を行い，キーパーのスペースを確保する．

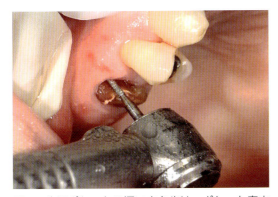

図5 歯周ポケットの深い支台歯は，ポケット底まで歯肉掻爬を兼ねて形成する

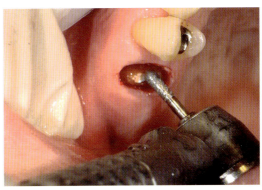

図6 キーパーの設置を考慮し，形成上面を凹面に形成する

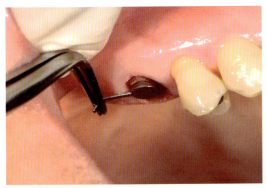

図7 キーパー上面が歯槽堤より上にならないようにすると根面板の形態が作りやすい

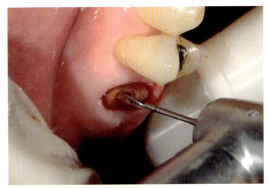

図8 ポストの長さは5mm程度必要である

⑤根面板を維持するためのポストの形成は，一般的な支台築造のポストと同じであるが，築造体と異なり側方力や回転力が加わらないように根面板形態を低く，軸面に傾斜を付与するので5mm以上の長さがあれば脱離防止となる（図8）．

⑥回転防止溝の付与（図9矢印）は，脱離防止のために築造体のポスト形成時には重要であるが，根面板形成時は根面板のセメント合着時の位置決めが容易になるためにも有用である．

　根面板として使用する支台歯は歯質の崩壊が大きく，上記のような支台歯形成が困難な場合も多い．基本的には軟化象牙質を除去し，形成フィニッシュラインを明確にすることが最も大切である（図10）．

　支台歯に十分な負担能力があり，積極的な維持装置として磁性アタッチメントを活用する場合は，根面板支台歯形成と異なり，側方荷重に耐えられるポストの長さや支台歯の側壁を考慮したコーヌスクラウン様の形成が必要である．

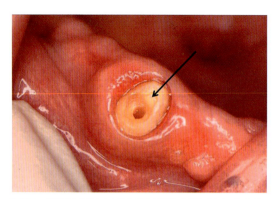
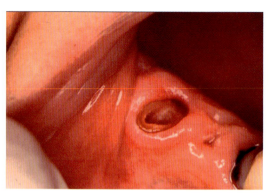

図9 歯質の厚いところに回転防止溝（↓）を付与する

図10 支台歯形成は軟化象牙質の除去が最優先である

3. 暫間根面板（テンポラリー）の製作

根面形成を行った後は象牙質が露出し，フィニッシュラインが歯肉縁下に位置するため，歯質の保護と支台歯の歯周組織を安定させるためにも必要である．

常温重合レジンで製作し，最終的な金属による根面板と同様な形態を付与することが望ましい．ストッピングや仮封材等で安易に行うと，歯周組織の良好な状態で最終印象採得を行うことが困難になり，良好な術後経過が得にくくなる．

①形成したポストに適した長さの既製のポストピンを挿入し，常温重合レジンを用い，筆積みで支台歯に安定させる（図11）．

②常温重合レジンが初期硬化する頃（著者の場合2分後程度），根面からわずかに引き抜き，同レジンでウォッシュし（図12），適合させ，形態を整えて完成させる（図13）．

③必要に応じて，この暫間根面板にキーパーを設置すると，使用している旧義歯の維持装置としても有用である（図14）．

④暫間なので，長いポストをしっかり適合させ仮着すると，除去の時に困難なことがあるので（図15），症例に応じ暫間根面板のポストの長さを考慮する必要がある．

4. 根面板の印象採得

基本的には術者の得意な印象方法でよいが，築造体の印象採得と異なり，フィニッシュラインを精密に印象採得する必要がある．また根面板の場合，ポストの内側とフィニッシュラインの外側を同時に印象するため，印象材の選択も大切である．著者は個歯トレーを用いポスト内はシリコーン印象材のインジェクションタイプ，外側のフィニッシュラインはハードタイプの連合で採得するようにしている．今回は個歯トレーによる印象採得について紹介する．

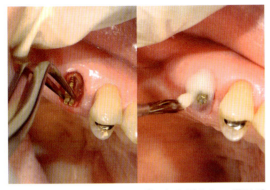

図11 既製のスクリューポストを挿入し,常温重合レジンで位置決めをする

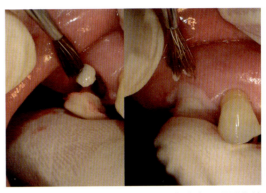

図12 形成フィニッシュラインを確実に明示させるためにウォッシュする

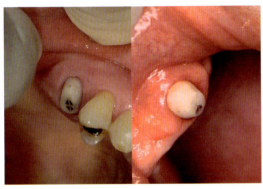

図13 暫間根面板を完成させ,辺縁歯肉を安定させる

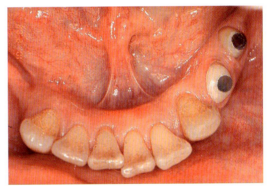

図14 既製ポストの代わりにポストキーパーを用い,磁性アタッチメントを仮使用することも可能である

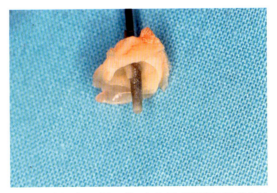

図15 暫間根面板のポストを長く正確に完成させると,除去が困難になるので注意が必要

第3章 臨床術式

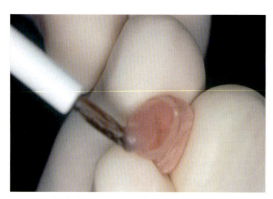

図16 個歯トレーによる印象採得はトレーを支台歯に適合させるために，内面に常温重合レジンを盛り，光沢がなくなるまでおく

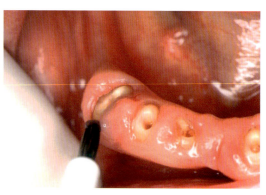

図17 フィニッシュラインに常温重合レジンを盛り，図16のトレーを支台歯に圧接する

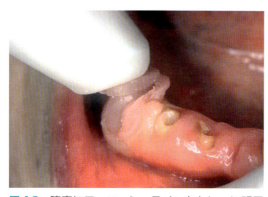

図18 確実にフィニッシュラインをトレーに明示することが印象採得のポイントである

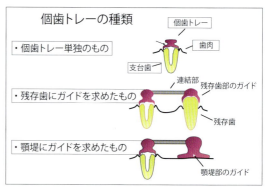

図19 根面に個歯トレーを適合させるために，隣在歯や粘膜にガイドを求める

①個歯トレーは暫間根面板と同様に製作するが，トレー外周にアンダーカットを付与し，歯列印象内に取り込まれるようにする．ポスト部は除去しておく．これは印象から石膏を外す際，模型が破損するのを防ぐためである．まず，個歯トレーを支台歯に適合させるために，個歯トレー内面に常温重合レジンを盛る（図16）．

②次に，支台歯フィニッシュライン全周に常温重合レジンを盛る（図17）．その際，トレーに盛ったレジンの光沢が消えた頃に，支台歯フィニッシュラインにレジンを盛るとよい．次にトレーを支台歯に圧接し，常温重合レジンによりフィニッシュラインを採得する（図18）．この時間差によりレジンのフローをコントロールすると，フィニッシュラインが明確にレジンにより採得できる．これは暫間根面板のウォッシュと同様である．

③図19から21に個歯トレーによる印象採得の実例を示す．

④シリコーンラバー印象材のコストが高く，採算を考慮したり，隣在歯の動揺が気になるような場合は支台歯のみラバー印象材を使用し，歯列印象はアルジネートを用いると容易

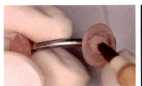
①即時重合レジンの筆積み，支台歯に圧接し，レジンによりマージンを明確にする

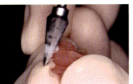
②マージントリミング

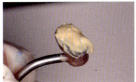
③個歯トレー内面にレギュラーハードタイプを盛り上げる

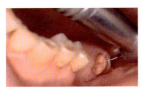
④ポスト部にインジェクションタイプを満たす

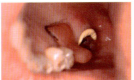
⑤個歯トレーを圧接

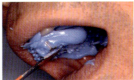
⑥歯列印象

図20　粘膜にガイドを求めた時の印象採得の手順

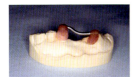
残存歯のガイド付き個歯トレー

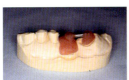
顎堤のガイド付き個歯トレー

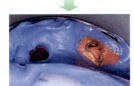

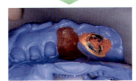

図21　個歯トレーによる根面板の印象

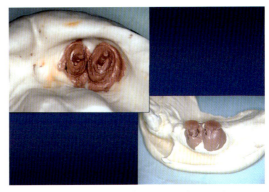

図22　支台歯のみを個歯トレーによるシリコーン，全体をアルジネートでの印象

なこともある（図22）．印象撤去の際，ラバー部の個歯トレーが口腔内に残る場合があるので，残ってしまったラバー部をアルジネートの歯列印象に戻すこともある．根面板が製作目的なので周囲歯肉と支台歯が採得されていれば精度的な問題はないと考える．

5. 根面板の製作

　磁性アタッチメントのキーパー付根面板の形態は，無髄歯に対して利用する根面板の形態を基本とする．つまり根面板の高さを可及的に低く設計することにより，支台歯が受ける側方力や回転力に対する抵抗を少なくし，義歯に加わる大きな外力を支台歯に伝達しない．しかし，根面板の軸面に立ち上がりを付与し，側方力に抵抗する形態にすると，リジッドな維持装置と

第3章　臨床術式

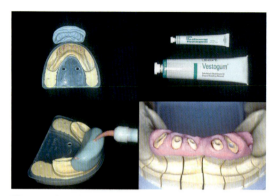

図23　人工歯肉用のシリコーンを用いた根面板用の作業用模型

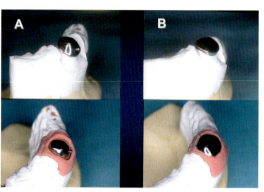

図24　AとBは同じ支台歯の作業模型だが，Aは人工歯肉付作業模型を用いずに製作された根面板で，Bの適正な根面板形態と大きく異なり，予後不良となる

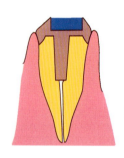

図25　キーパー付根面板と支台歯および歯周との関係模式図

なるが支台歯には強い側方力がかかり，支台歯に優しい磁性アタッチメントにはならない．

1）作業模型の製作

　根面板の製作は，人工歯肉付作業用模型で行うことを推奨する（図23）．適切な根面板の形態により，磁性アタッチメントは支台歯に優しく，維持力も十分発揮する優れた維持装置となる．歯肉の参考形態がなく安易に根面板を製作すると，図24のAのように歯槽堤と歯肉と根面板のバランスがとれず，装着後短期に歯肉退縮が生じ根面板も側方力や回転力を受け良好な術後が得られない．図24のBのように人工歯肉付作業用模型で行うことにより，歯槽堤の形態に沿った，側方力や回転力に対する抵抗が少なく，術後支台歯に優しいキーパー付根面板の製作が可能となる．

2）根面板の形態

　歯肉縁下の根面板マージン付近は歯冠修復のマージンと同様に歯周ポケット内を埋めるように立ち上げ，歯肉縁上部は歯槽堤の形態に沿って可及的に低くする（図25）．歯肉縁上部の根面板側壁を高くすると支台歯は側方圧や回転力を受けやすくなる．実験的に側壁を

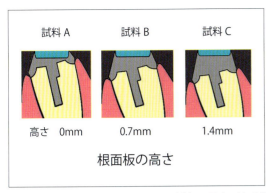

図26 根面板の高さと応力の関係をみるために試料A,B,Cと順次高くした

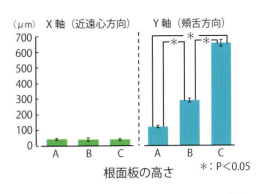

図27 資料A,B,Cと順次頬舌方向に応力が増し,近遠心方向には変化はない

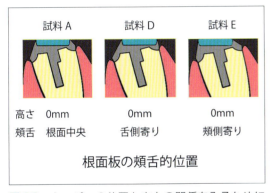

図28 キーパーの位置と応力の関係をみるためにキーパーの位置を支台歯の中央,舌側寄り,頬側寄りに実験的に変化させた

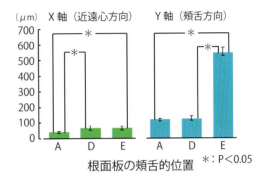

図29 キーパーを頬側寄りに設置すると頬舌方向に応力が増す

0.7mm,1.4mmと高くし（図26）,咬合圧を加えると近遠心的にはあまり影響は受けないが,高くなるにつれ頬舌方向に強く応力が加わることがわかる（図27）.歯軸は頬舌方向に傾いている場合が多いので,垂直的な咬合圧を受けるだけでも側壁の高さが影響してくる.

3）キーパーの設置部位

　根面板上のキーパーの位置は歯頸部断面の形態で決まるが,基本的には断面の中央か,舌側寄りに置くことが支台歯への応力は少ないようである.特に頬側寄りに設置すると人工歯の排列が困難になるだけでなく,咬合圧に対して支台歯は頬舌側へ応力を強く受けることになる（図28,29）.

　また,臨床では支台歯として使用する歯根が咬合平面に対し歯軸傾斜が強い場合は,キーパー吸着面と歯軸の関係に留意する必要もある.基本的には咬合平面に平行にキーパー吸着面を設置することが,義歯の維持力に対しては有利だが,歯軸傾斜が強い支台歯に関しては

第3章 臨床術式

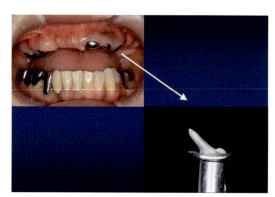

図30 咬合平面に対し支台歯の歯軸方向が傾斜している場合が多い

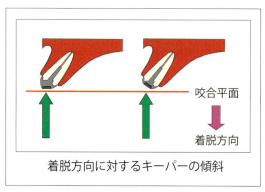

図31 咬合圧方向とキーパー面と歯軸の関係模式図

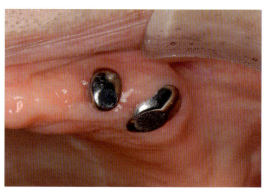

図32 状態に不安のある支台歯には歯軸になるべく垂直にキーパー吸着面を設置する

一概に有利とは限らない．つまり，咬合力がキーパー吸着面を介して支台歯に不利な力が加わる可能性があるからである（図30）．磁石構造体とキーパーは義歯を装着している間は常に接しており，力のベクトルが歯軸方向に有利に働くためには支台歯のことだけを考えると，なるべく歯軸に垂直にキーパー吸着面を設置することが有利と考えられる（図31, 32）．しかし，維持力は義歯着脱方向とキーパー吸着面の傾斜角度が付くほど減衰され，垂直時の維持力に対して90°傾斜させると1/8程度の維持力になる（図33, 34）ので，義歯全体としての維持に対する設計上の注意が必要である．

さらに，磁石構造体を義歯床内部に埋入できる十分なスペースがあることの確認も必要である．このように，歯軸とスペースを考慮することで支台歯にさらに優しい装置となる．

4）キーパーの設置方法

磁性アタッチメント発売当初に，キーパーを根面板に組み込む方法として鋳接法を紹介し

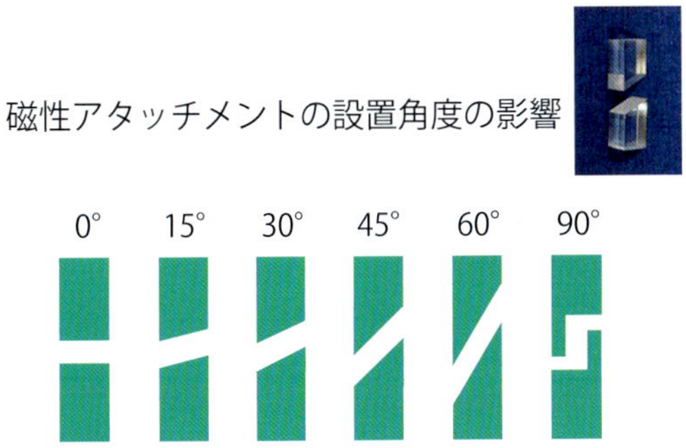

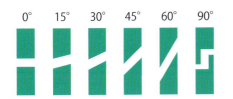

図33 磁性アタッチメントの設置角度と吸着力の関係を調べるため,0°から90°まで変化させ吸着力を測定した

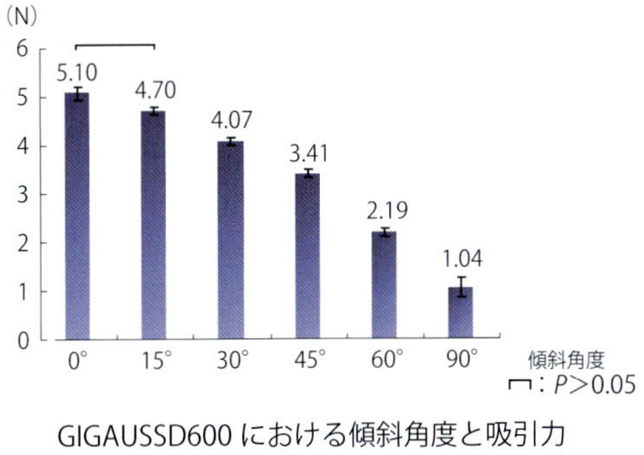

図34 設置角度が強くなるほど吸着力は減衰するが0°と15°では有意差はなかった

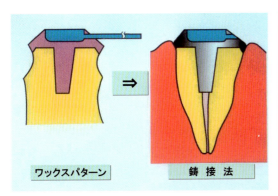

図35 キーパーごとワックスパターンを埋没,鋳造する鋳接法

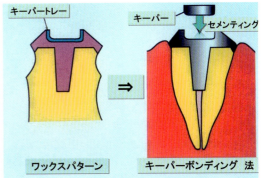

図36 キーパートレーを組み入れ根面板を鋳造し,完成後キーパーをセメント合着するキーパーボンディング法(KB法)

たため,現在も本法が多く行われている(図35).近年,従来から行われている鋳接法とは異なり,MRI撮像時のキーパーによるアーチファクトを防止する目的でキーパートレーを用い,根面板を製作し,キーパーをトレー内にセメント合着することにより,キーパーを容易に除去でき,再装着できるKB法が推奨されている(図36).KB法は商品としてのキーパーをそのまま根面板にセメント合着し,使用できるので,鋳造によるキーパー表面への酸化膜は生ぜず,鋳接によるキーパーのたわみ,キーパーと金属間の隙間腐食など鋳接法の欠点が排除された方法である.

a. 鋳接法(図35)

根面板のワックスパターンを製作する際に,根面板上面に保持棒の付いた鋳接用キーパーをその吸着面を上面に置き,ワックスでキーパー側面を囲み一塊として埋没,鋳造して完成させる.その際キーパーが冷やし金としての影響を与えるので,キーパーを取り囲むワック

第3章 臨床術式

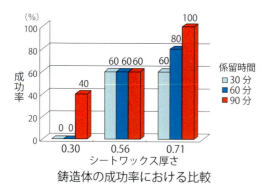

図37 鋳接法ではキーパー周囲のワックスを厚く，炉内係留時間を長めにするとよい

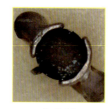

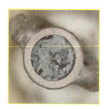

図38 鋳接法ではキーパー周囲のワックスが薄く，炉内係留時間が短いと失敗する

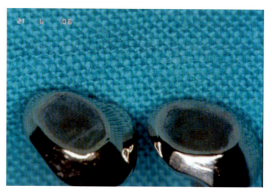

図39 鋳造後にキーパー表面の平面性を研磨で壊すと，吸引力が減少する

スの厚みは広めにして埋没し，鋳造前の加熱係留時間を長めにすると鋳造欠陥が生じにくくなる（図37, 38）．また，鋳造後の研磨時にはキーパー表面は酸化膜を除去するパフ研磨にし，表面形状を変えないように注意する（図39）．キーパー表面を研磨用のシリコーンポイントによる研磨やサンドブラスト処理を行い磁性アタッチメントの維持力の違いを調べた結果が図40である．キーパー吸着面の表面粗さや，うねりが強いと維持力は明らかに低下する．磁性アタッチメントはキーパーの吸着面と磁石構造体の吸着面が密着することにより維持力が発揮されるので，研磨等により表面にうねりや面あれが生じると磁石構造体との間に空隙が生じ，維持力の低下を招く．

b. キーパーボンディング法（KB法：図36）

根面板のワックスパターンを製作する際に，根面板上面に樹脂製のキーパートレーを置き，ワックスでトレーの周囲を囲み，鋳造する．鋳造，研磨後キーパーの吸着面を上面にし，鋳造されたトレーの凹にセメント合着して完成させる（図41, 42）．

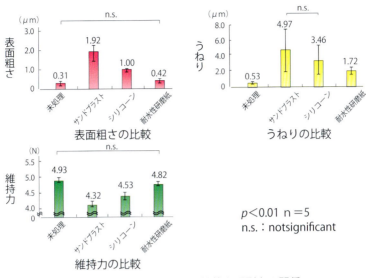

図40 キーパー表面の面性状と吸引力の関係

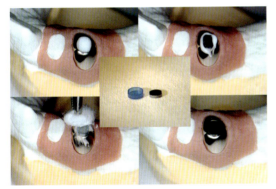

図41 KB法はキーパートレーを用い根面板を完成後キーパーをセメント合着する

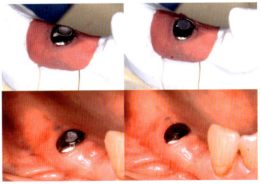

図42 KB法で完成させたキーパー付根面板の臨床例

6. 義歯の製作

1）レジン床義歯

　磁性アタッチメントも義歯の維持装置であるので，一般的に義歯を製作する手順と同じである．義歯製作にあたって，キーパー付根面板を合着し，義歯の印象採得を行うことになる（図43）．一般的に多い症例は，旧義歯を修理しながらキーパー付根面板を製作し，合着後に新義歯を製作するか，旧義歯に磁性構造体を追加して完成する．全部床型オーバーデンチャーの場合，義歯を先に完成させ，その後，根面板支台歯に磁性アタッチメントを組み込むこともある．最終的に磁石構造体をレジン床に組み込むことになるので，レジン床義歯を

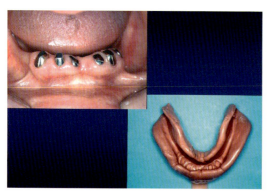

図43 義歯の製作は一般の義歯と同様の印象採得，咬合採得等の手順で行う

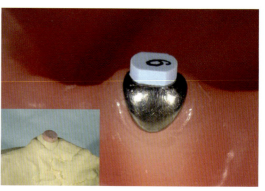

図44 義歯製作時に，作業用模型上のキーパー模型面の上に石膏ダミーのスペーサーを付着させ，義歯を完成させると磁石構造体を組み込むときに有用である

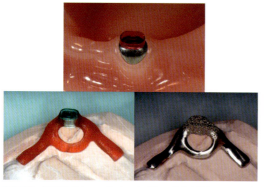

図45 磁性アタッチメント部の義歯補強に，ハウジングパターンを鋳造して用いる

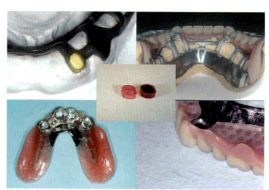

図46 金属フレームにハウジングパターンを併用して義歯を完成させる

製作する際は磁石構造体のスペースを義歯床内に確保すると，磁石構造体を組み込む際に有用である．そのための技工用に磁石構造体のダミーとしての石膏スペーサーが市販されている（図44）．

2）金属床義歯および金属補強の義歯

対合歯とのクリアランスが少ない症例や金属床で義歯を完成させる場合は，ハウジングパターン用いると便利で，術後も良好である．キーパー付根面板上面に樹脂製のハウジングパターンを置き，ワックスでパターンの周囲を囲み補強形態を製作するか，金属床の一部に取り込むように設置する．金属床義歯完成後に磁石構造体を口腔内でハウジング内にセメント合着して完成させる（図45，46）．

7. 磁石構造体の義歯への合着

　磁性アタッチメントはキーパーと磁石構造体が密着することで本来の維持力が発揮され，両者間に空隙が生じたり位置がずれると，想定した義歯の機能が得られない．また，キーパー付根面板の歯肉縁下アンダーカットに合着材が迷入し，硬化してしまうと義歯の脱離が困難になる．合着材の性状を知り，合着操作を行うことがチェアーサイドでは最も大切な手技である．

1）レジン床への合着（図47）

　近年の磁石構造体は吸着面以外はサンドブラスト処理がされており，以前のようにサンドブラスト処理を行い，合着材としての常温重合レジンとの結合力を考慮しなくてもよい状態に処理がされ，市販されている．基本的にサンドブラスト処理は表面を粗造にし，常温重合レジンとの接触面積を多くして合着力を増強するためである．

　①磁石構造体をキーパーに設置し，完成義歯が口腔内の所定の位置に確実に戻ることを確認する．戻らない場合はフィットチェッカーで磁石構造体と義歯床内のスペースの確認を行い削合調整を行う．その際，スペースを空け過ぎ，常温重合レジンの量が多くなると，合着時にレジンの収縮で磁石構造体が引かれキーパーとの間に空隙が生じ維持力が発揮されなくなることもあるので注意が必要である．

　図48のグラフは，D400，D600，D800（それぞれ約400，600，800gfの吸引力を有する磁性アタッチメント）をC（石膏ダミーのスペース），さらに0.9mm^3，1.5mm^{3}のスペースを付与した状態に，常温重合レジンにより磁石構造体を合着した際の吸引力を比較したグラフであり，スペースが大きいほど吸引力が低下することがわかる．ただしD800に関しては本来の吸引力が常温重合レジンの収縮力より強かったようである．

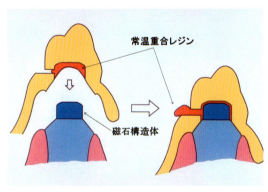

図47　レジン床へ磁石構造体を常温重合レジンにより合着する模式図

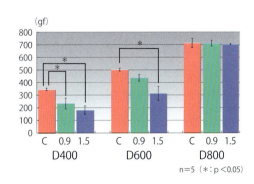

図48　合着時の常温重合レジンの量と吸引力の関係

n＝5（＊：p＜0.05）

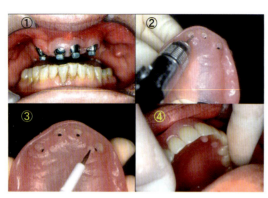

図49 レジン床へ磁石構造体を常温重合レジンにより合着する臨床手順

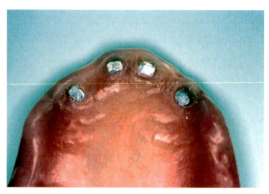

図50 レジン床へ常温重合レジンにより合着された磁石構造体の吸着面

②義歯の戻りが確認できたら，磁石構造体にメタルプライマーを塗布し乾燥させ，再度キーパーの所定の位置に設置する（図49①）．

③石膏スペーサーで確保されている義歯内部の磁石構造体合着部位にラウンドバー等により，遁路を形成し，合着時に常温重合レジンの過剰レジンを排出させる準備をする（図49②）．

④義歯内部の合着部位に常温重合レジンを筆積みで満たし（図49③），義歯を口腔内の所定の位置に手圧にて戻し，磁石構造体を合着する．その際，遁路から余剰な常温重合レジンの排出を確認する（図49④）．

⑤遁路から排出された常温重合レジンの硬化状態を確認し，義歯を口腔内より撤去する（図50）．常温重合レジンが完全に硬化するまで口腔内に保持すると，レジンが歯肉縁下のわずかなアンダーカットに入り込み撤去が困難なことがある．この失敗を回避するためには，予め縁下に印象材等でブロックアウトしておくか，根面板をセメント合着した際の縁下セメントを除去せず，磁石構造体を常温重合レジンで合着した後に縁下セメントを除去するのもよい方法である．

しかし，常温重合レジンのタイミングに慣れてくればこれら回避策は必要ない．臨床実験では筆積みしたレジンの表面の艶がなくなるタイミング（約30秒）で口腔内に圧接し，2分間程度保持し，撤去するとよい．

図51のグラフは筆積みによる磁石構造体の合着模型実験の結果であるが，筆積み開始から40秒待ち，撤去時間との関係で安全にかつ磁石構造体の設置が成功する関係を調べたものであるが，操作開始から合計2分間程度で撤去するとよい．しかし，筆積みは術者により混液比も異なるので，2分間は一応の目安であり，個人の確認は必要である．

図51のD400，D600，D800は図48と同様の磁性アタッチメントである．

遁路部の常温重合レジンは経日的に口腔内で着色しやすいので（図52），レジンコーティ

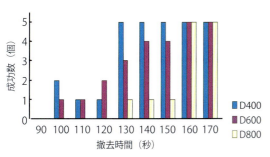

図 51 筆積みによる常温重合レジンの操作時間の違いによる撤去状態

図 52 レジン床に形成した遁路部の常温重合レジンの経日的な着色

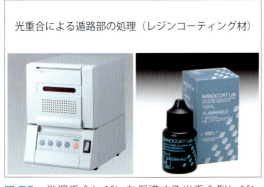

図 53 常温重合レジンを保護する光重合型レジンコーティング材（ナノコート）

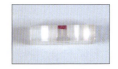 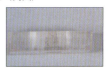

図 54 実験による着色に対するナノコートの保護効果

ング材（ナノコート等）で処理をすると，色素沈着が防げる（図 53, 54）．

2）金属床への合着（ハウジング使用，図 55）

　ハウジングパターンは義歯床内に，最小限のスペースで磁石構造体が設置できる既製のプラスチックパターンである．ワックスと同様に焼却でき，金属床フレームワークや補強用にワックスで形態が付与できる．歯科用金属で鋳造し，これを組み入れた義歯を完成後，金属になったハウジングに，流動性がよく化学重合するレジンセメント（図 56）を用いて，口腔内で合着する．

① 磁石構造体をキーパーに設置し，完成義歯が口腔内の所定の位置に確実に戻ることを確認することはレジン床の場合と同じである．ハウジング内と磁石構造体にメタルプライマーを塗布し乾燥させる．

② ハウジング内にレジンセメントを適量入れ（図 57 ①），磁石構造体の吸着面を上にして，

第3章　臨床術式

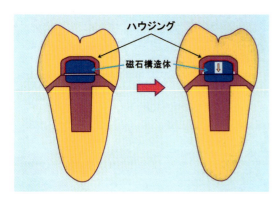

図55　金属ハウジング内へ磁石構造体をセメントにより合着する模式図

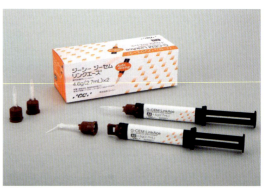

図56　ハウジング内へ磁石構造体を合着するときは，流動性のよいレジンセメントを用いる

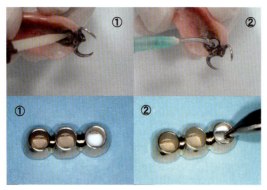

図57　金属ハウジング内へ磁石構造体をレジンセメントにより合着する臨床手順

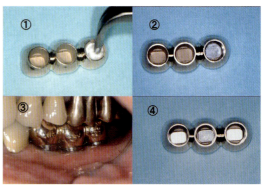

図58　金属ハウジング内へ磁石構造体をレジンセメントにより合着する臨床手順

ハウジング内に押し入れる（図57②）．

③溢れてきたセメントを完全に拭き取る（図58①）．写真は磁性アタッチメントによるハウジングを用いた，インプラントの可撤性の連結冠であるが，義歯の場合も同様である．溢れたセメントを除去し（図58②），口腔内に義歯を戻し，セメントが硬化するのを待つ（図58③）．セメント硬化後に義歯，補綴装置を外し完成させる（図58④）．

図59は完成した金属床のハウジング内に組み込まれた磁石構造体である．対合歯とクリアランスが少ない場合はハウジングを直接咬合させる症例もある（図60）．溢れたセメントは完全に拭き取らなければ，硬化後，キーパーと磁石構造体の間の空隙となり十分な維持力が発揮されない（図61）ことがあるので，注意が必要である．

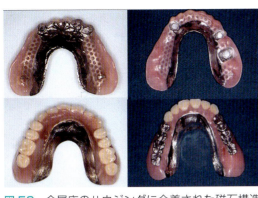

図59 金属床のハウジングに合着された磁石構造体

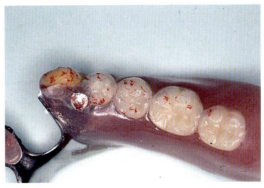

図60 対合歯とのクリアランスが少ない場合，鋳造したハウジングを直接対合歯と咬合させることも可能である

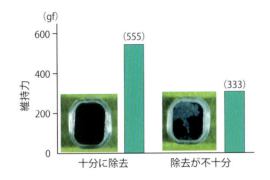

図61 ハウジング内にセメント合着する際，余剰のセメントは完全に拭き取らなければエアーギャップの原因となる

8. 義歯床縁の位置

　オーバーデンチャーの問題点として，義歯床による根面板周囲の歯周組織に対する侵襲が挙げられる．義歯床による支台歯の歯周疾患の誘発により，支台歯に動揺をきたすこともある．キーパー付根面板周囲の歯周ポケット内にレジン床が侵入した状態で，オーバーデンチャー内面が完成されている場合は，部分床義歯の床縁が残存歯の歯頸部に接し，沿って製作された場合と同様に辺縁歯肉への過度な刺激により歯肉退縮を起こすことがある．根面板を床内面で覆う場合はポケット部を一層リリーフして，刺激を回避する必要がある．

　磁性アタッチメントを小臼歯ならび前歯に使用する場合，支台歯となる歯根の唇側，頬側歯肉の膨隆により義歯床が入るスペースが不足する場合があり，義歯床縁の位置の設計には注意を要する．また，床縁がキーパー付根面板辺縁と一致する場合は，義歯床縁がオーバー

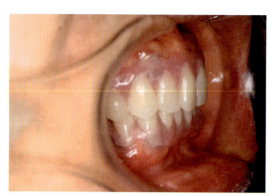

図62 前歯部に根面板が装着されている場合の前歯部床縁は，顎堤のアンダーカットに入れない

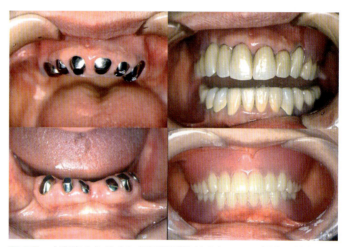

図63 小臼歯より前方に根面板が装着されている部分の義歯床縁は短くする

しないように注意が必要である．根面板は必ず歯根があるので，この部位の義歯床縁を歯肉頬移行部まで延長すると，歯根による膨隆部下の義歯床内面には，アンダーカットが存在するため食物残渣が停滞しやすくなる．また，義歯着脱時に支台歯の唇側，頬側マージンの歯肉が侵襲されやすくなり，さらに口唇部が過豊隆になりがちである．そこで，著者は，義歯床縁の位置はキーパー付根面板の唇側，頬側マージンに一致させるか，支台歯の歯肉部のサベイラインより支台歯寄りに設計することを推奨する．このことで，歯周組織に対する侵襲を防げると共に，装着感の優れた義歯を製作することが可能となる（図62，63）．

9. キーパーと磁石構造体の選択

　磁性アタッチメントの大きさを選択する際は，支台歯の断面の大きさでキーパーを選択することになる．基本的にはなるべく大きな磁性アタッチメントを選択するようにしているが，支台歯の断面で決めざるを得ない．ここで，注意すべきことはキーパーの大きさは制約されているが，磁石構造体のみを維持力の強い磁石構造体に変え使用し，維持力を増強させようとすることである．基本的に磁性アタッチメントはキーパーと磁石構造体のセットで市販されており，吸着面の大きさも両者同じであり，これは磁力を最大限に発揮する計算のもとに完成されたものである．

　図64はキーパーの大きさと磁石構造体の大きさの違いによる吸引力の模型実験である．図65のK4は400gf用のキーパーでK6は600gf用であり，M4, 6, 8は400, 600, 800gf用の磁石構造体であり，キーパーと磁石構造体の組み合わせを変え，吸引力と漏洩磁場について実験した．図66に実験結果のグラフを示す．K4にはM4がK6にはM6の本来の組み合わせが最も吸引力が発揮され，漏洩磁場も少ないことがわかる．所定のキーパーに，より

キーパーと磁石構造体の大きさの違いによる
吸引力および漏洩磁場について

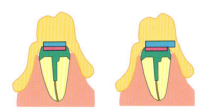

図64　キーパーより大きな磁石構造体を組み合わせて吸引力を調べた

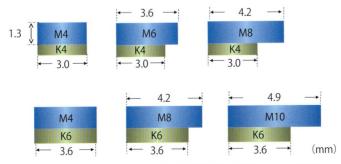

図65　キーパーと大きさの違う磁石構造体の組み合わせの実験

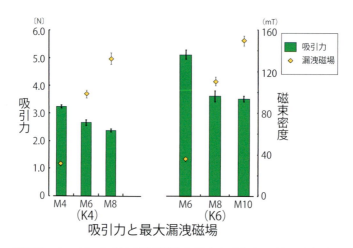

図66 キーパーに対し磁石構造体が大きくなるほど吸引力が減り，漏洩磁場が増す

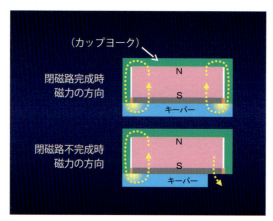

図67 キーパーより大きな磁石構造体を合わせると閉磁路回路が壊れ，漏洩磁場ができる

大きな磁石構造体を組み合わせると，漏洩磁場が増え，吸引力が減少していくことがわかる．

　磁性アタッチメントはカップヨークによる閉磁路により，小型でも強い磁力が発揮される構造であり，この閉磁路が壊れることにより磁力線が漏洩し，小さなキーパーに大きな磁石構造体を組み合わせると吸引力が減少することになる（図67）．

第4章

症　例

1. オーバーデンチャー

症例　1：残存歯の状態に不安がある症例

[現症・治療方針]

　図1の症例は上顎が無歯顎で，下顎は臼歯部両側欠損であり，装着されている義歯の咬合は下顎前歯部による前咬み，および咬合平面の乱れにより，上顎前歯部歯肉の疼痛および咀嚼障害を訴えていた．下顎は支台歯のう蝕および義歯不適合により，残存前歯6本すべてが動揺していた．基本的に両側遊離端義歯の直接維持装置に遠心からのエーカスは支台歯の負担荷重が生じ，術後がよくないといわれているが，本症例は上顎が全部床義歯であり，メインテナンスを適切に行っていれば，術後は異なっていたかもしれない（図2）．初診時のX線診査では残存歯の保存が困難と思われたが（図3），触診時に垂直的動揺がなく，磁性アタッチメントの使用が可能と思われる残存歯が3本あり，残りの3本は術後に不安があったので根面板とし，オーバーデンチャーによる補綴治療を行うことにした．

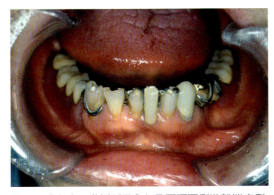

図1　残存歯に動揺が見られる下顎両側遊離端症例

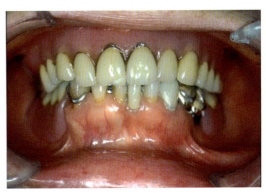

図2　上顎の対合歯は全部床義歯で前歯部顎堤はフラビーガムになっていた

第 4 章　症　例

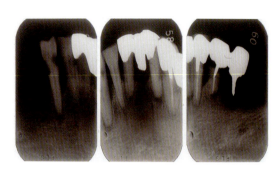

図3　動揺が見られた残存歯のX線写真

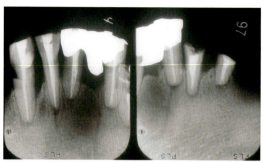

図4　歯内療法を行った残存歯の内，3本に磁性アタッチメントを使用することとした

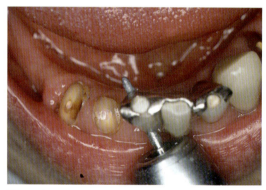

図5　根面板の支台歯形成はまず，顎堤上縁の位置で歯冠部を切除する

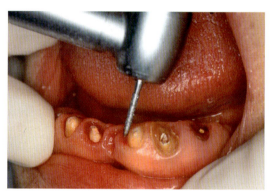

図6　軸面の形成は強い角度でベベルを付与し，根面板側面の製作を容易にさせる

[処置]

　前処置として残存歯根の歯内療法を行い保存の可能性を確認した（図4）．次に，下顎の全部床オーバーデンチャーの即時暫間義歯を製作し，支台歯の形成を行った．骨植状態のよくない歯なので，負担を軽減するために根面板が歯槽堤に移行するように歯槽堤の位置で歯冠を削除し（図5），根面板製作時に根面板の側面の邪魔にならぬよう支台歯にベベルを付与した（図6）．

　後は通法に従い，根管形成，キーパーのスペース確保，回転防止溝を付与し（図7），支台歯形成を完成させる（図8）．支台歯形成時に歯肉溝を傷つけており，歯肉が安定するのを待つため，支台歯形成当日は印象採得を行わず，必ず暫間根面板を装着し（図9），即時暫間義歯を適合させ（図10），後日印象採得を行う．

　即時暫間義歯を適合させる際，暫間根面板部分に対応する義歯内面に軟性裏装材を用いることが多い．根面板支台歯の印象採得は術者の得意な方法でよいが，著者は個歯トレーを用

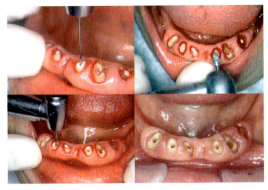

図7 根管形成，回転防止溝を行い，キーパーが設置しやすいように根面上面を凹面に仕上げる

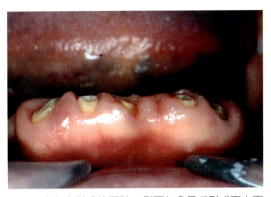

図8 支台歯形成終了時，側面から見て形成面上面が歯肉縁を越えないようにする

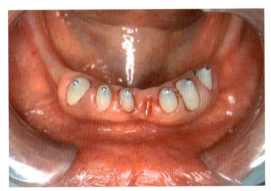

図9 形成終了後は必ずテンポラリー根面板を装着し，辺縁歯肉の状態を改善させる

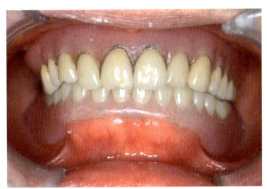

図10 即時暫間オーバーデンチャーを装着

いることを推奨している．本症例のように多数歯を同時に印象する際は，個歯トレーを連結して行うと容易である（図11, 12）．キーパー付根面板と通常の根面板を装着した後は通常の方法で義歯を完成させる（図13）．磁石構造体を義歯に組み込む方法と注意事項は「磁石構造体の義歯への合着」(p.21) の項に記載してある．根面板部分の義歯床縁は支台歯の歯根豊隆に注意し，アンダーカットを超えないようにする（図14）．

[経過]

　本症例は磁性アタッチメントを用いたオーバーデンチャーの典型的な症例であり，口腔内の管理がしやすく術後経過もよい．患者さんが一番喜んだのは上顎義歯が咀嚼時に疼痛もなく保険診療で行えたことであった．メインテナンス時に下顎は治療費が高かったが，上顎は保険なのに調子がよいと言われたのが，ちょっと嫌味のように聞こえた．

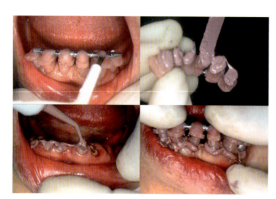

図11 多数歯の場合は個歯トレーを連結すると印象採得が容易になる

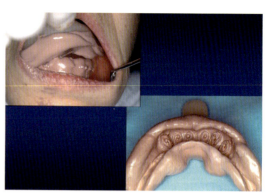

図12 根面板製作のために採得した印象面

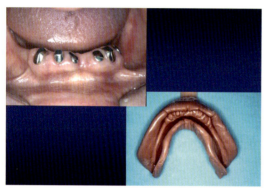

図13 キーパー付根面板を合着後,義歯用の印象採得は通常の印象と同じである

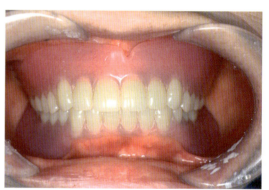

図14 根面板部の義歯床縁は,顎堤の最大豊隆部を越えないように注意する

症例 2:磁性アタッチメントのスペースが少ない症例

[現症・治療方針]

　図15の症例は上顎に連結された歯冠補綴装置が装着されており,左側の欠損部位に義歯は使用されていなかった.下顎は歯冠補綴により治療が行われていた.上顎は歯列全体に動揺があり,咀嚼時の違和感を訴えていた.現状では上顎全歯の保存が不可能と診断し,連結補綴装置を除去し,X線診査も含め保存可能な残存歯の歯冠歯根比を改善し磁性アタッチメントを使用したオーバーデンチャーを装着することとした.

[処置]

　連結補綴装置を除去し暫間全部床義歯を装着し,抜歯および歯内療法を行い,最終補綴の前処置を行った(図16).暫間義歯装着の際,磁性アタッチメントを設置するスペースを考慮し,咬合高径を調整しようとしたが,下顎歯冠長が長く,中心咬合位での上顎義歯のスペー

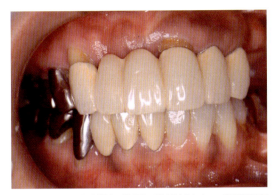

図15 上顎連結補綴装置に動揺があり，咀嚼障害を訴えた症例

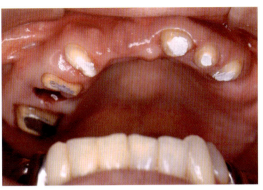

図16 暫間オーバーデンチャーを製作後，連結冠を除去し，歯冠部を削除し，歯内療法および抜歯を行い，暫間義歯を装着してから順次処置を行う

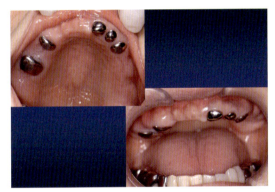

図17 3本のキーパー付根面板と2本の根面板を装着した口腔内

スがとりにくいことがわかった．磁性アタッチメントの使用が可能な歯根の3本にキーパー付根面板と，術後に不安のある2本に根面板を装着することとした（図17）．どちらも歯槽堤の形態に沿った形態にし，負担軽減とスペースの確保を考慮した．

しかし，義歯咬合採得時にキーパー付根面板と対合歯のスペースが中心咬合位時に3mm程度しかなく，人工歯および磁石構造体の設置が困難で，術後に義歯破折等のトラブルの心配があった．そこで，ハウジングパターンを用いてキーパー付根面板上のスペースを確保するとともに，上部の人工歯もハウジング鋳造時に一体となった金属歯にすることで対応した（図18，19）．根面板部分の義歯床縁は支台歯の歯根豊隆に注意し，前の症例と同様にアンダーカットを超えないようにする（図20）．

［経過］

図21は同症例の13年後の状態である．年3回のメインテナンスを行いながら，義歯粘膜

第4章　症　例

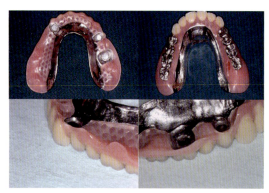

図18　対合歯とのクリアランスが狭かったので金属フレーム製作の際，ハウジングを金属歯と一塊に製作し対処した

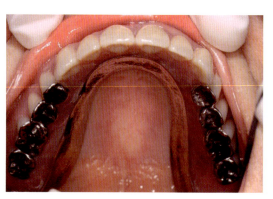

図19　磁性アタッチメント3本で無口蓋義歯を装着した

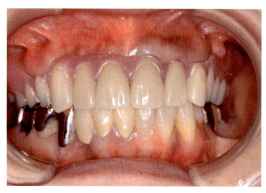

図20　小臼歯より前方の根面板部の義歯床縁は顎堤の最大豊隆部を越えない

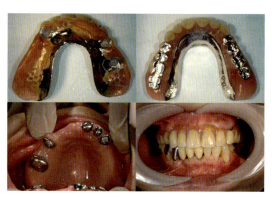

図21　13年後の口腔内，数回のリベースを行ったが特に問題は生じていない

面の調整を数回行っており，常温重合レジンによる汚れが見られる．常温重合レジンを使用すると経時的な劣化や着色は避けられず，メインテナンス時に再度行うことになる．金属人工歯にしたので咬合調整はほとんど行わずに済んだが，対合歯の歯周疾患に対する治療は何度か必要であった．今回はクリアランスの関係で金属人工歯を選択したが，対合歯の歯周疾患は金属人工歯による咬合負担ではないと思っている．しかし，一般に人工歯の選択は対合歯や顎堤の状態，患者さんの年齢なども考慮する必要がある．

　術後，根面板支台歯の歯肉退縮がわずかに見られるが動揺などは見られない．

症例　3：上顎6前歯に根面板を装着した症例

［現症・治療方針］

　図22の症例は，上顎6前歯に連結された歯冠補綴装置が脱離した58歳の女性である．脱

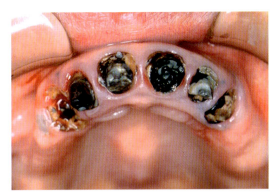

図22 上顎の前歯部歯冠補綴装置が脱離した両側遊離端症例

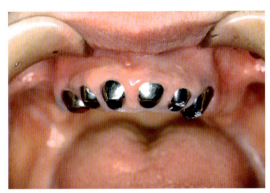

図23 状態のよい3本に磁性アタッチメントを適用することとした

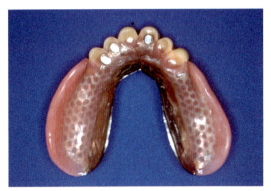

図24 根面板の位置と人工歯の排列位置が一致したので，歯頸部を義歯縁とした

離前はクラスプ義歯が適応されていたが，審美性の要求と残存歯根の軟化象牙質の状態を考慮するとともに，患者さんが残存歯の長期存続を望んだため，支台歯の負担が少ないオーバーデンチャーで対応することとした．患者さんには義歯を外したときに歯冠がない状態も説明した．もし，患者さんが残存歯の長期存続よりも6前歯の歯冠補綴を強く望んだとしたら連結歯冠補綴装置に歯冠外磁性アタッチメントを適用し，対応する可能性もある．種々の診断を行う際には，患者さんの置かれた社会的環境や生活状況を考慮し，補綴学的に最善ではない処置も患者さんには最善の場合も少なくない．

[処置]

　軟化象牙質や骨植の状態の悪い3本には普通の根面板を適用し，残りの3本に磁性アタッチメントを応用した（図23）．幸い，根面板の位置と人工歯の位置を同部位にすることができ（図24），審美的に問題がなかったので，前歯部は歯頸部を義歯縁とする歯冠補綴様の外観が得られた．また，前歯歯根による唇側の豊隆により床縁を延長しないため，歯周的にも

第4章　症例

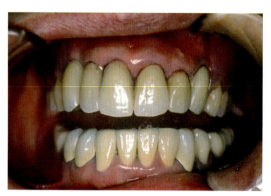

図25　歯冠補綴様に義歯縁が設置でき審美的にも満足が得られた

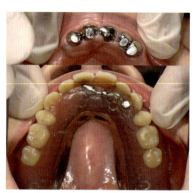

図26　人工歯の咬耗による前歯部の咬合負担に注意が必要

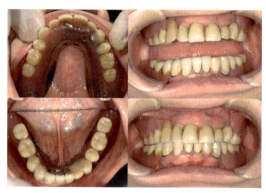

図27　年3回のメインテナンスにより16年経過しているが術後良好である

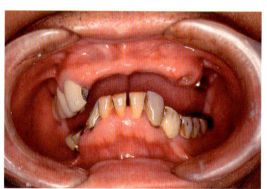

図28　上顎左側にオーバーデンチャーのインプラント支台，下顎左右に天然歯と連結されたインプラント支台により補綴されていた

審美的にも装着感も満足が得られた（図25）．

[経過]

　その後，歯根状態に不安のあった右側犬歯が抜歯となり，臼歯部硬質レジン歯の咬耗も進むが（図26），定期的なメインテナンスにより，人工歯の修理，義歯の咬合の再構成などを行いながら装着後16年を経過し，装着当初の機能を維持することができている（図27）．

症例　4：インプラント除去後の症例

[現症・治療方針]

　図28は上下顎にインプラント支台による補綴治療を受けたが，インプラント埋入当初より違和感と咀嚼障害を訴えていた症例である．初診時の触診では下顎の3前歯を除き上下顎

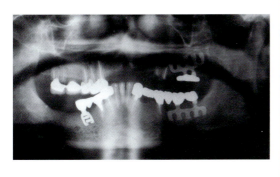

図29 ブレードインプラントが埋入されていたX線像

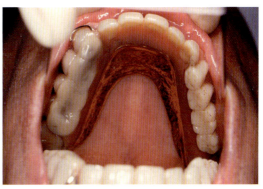

図30 上顎には金床義歯が装着されていた

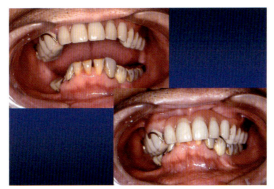

図31 旧インプラント義歯装着時の開閉口状態，インプラントの不快感を訴えていた

の補綴装置には動揺が見られ，上顎の残根は軟化象牙質が多く，保存が困難と思われた．X線所見によると下顎には天然歯に連結されたブレード型のインプラントにより，連結歯冠補綴装置が装着されているが，顕著な骨の透過像は見られなかった．3前歯には根管治療が行われており，病変などは見られなかった（図29）．上顎には不適合な歯冠補綴が確認され，インプラント上部に骨透過像も確認された．現症に至る治療経過は不明であるが，上顎には金床によるオーバーデンチャーが装着されており，治療費の総額は500万円を超えているとのことである（図30）．

　図31は金床装着時の正面観であるが咬合平面は乱れ，インプラントを含む歯軸には非機能的な方向に咬合圧が加わることがわかる．咬合高径も低位であり，咀嚼時には常にインプラント部の疼痛と咬みにくさを訴えていたが改善が得られず来院した．炎症のある不良インプラントの除去と咬合高径並びに咬合平面の修正が必要と診断した．本症例のように大幅な咬合に関する修正が必要な場合はオーバーデンチャーによる治療が比較的容易な場合が多い．

第4章　症　例

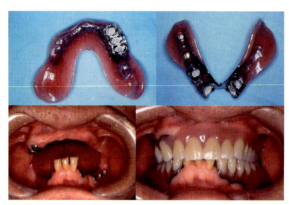

図32　不良インプラントを除去後，磁性アタッチメントを用いオーバーデンチャーにより咬合再構成を行い，良好な結果を得た

［処置］

　審美性よりも支台歯の長期保存を求められたため，磁性アタッチメントを使用した支台歯の歯頸部周囲は吸水性がなく汚染しにくいメタルタッチにした．また，症状の出ていない下顎左側のブレードインプラントの支台にも根面様の内冠を装着し利用した．安静空隙による咬合高径とカンペル平面を基準とした咬合平面により，上下顎のオーバーデンチャーを製作した．

［経過］

　治療費は100万円程度であったが，咬合の安定が得られ，不良なインプラント治療よりも十分な機能回復が得られ，患者さんの満足度も十分であった（図32）．患者さんに治療費が安いと言われたのには複雑な心境であった．

症例　5：即時オーバーデンチャーの症例

［現症・治療方針］

　図33は上顎右側の咬合痛を訴えて来院した症例である．反対側は上下顎とも健全歯列である．X線所見により ⑥｜ の周囲炎および ④｜ の負担過重と診断し（図34），その場で ⑥ 5 ④｜ のブリッジを除去し，⑥｜ を抜歯した．

　次に 7 4｜ の歯槽骨吸収が著しいので，このままでは負担過重と診断し，臨床的歯冠歯根比を改善するために根面状にし，反対側に間接維持装置を利用した両側性のオーバーデンチャーにより咬合の保全を計画した．しかし，患者さんが大きな義歯の装着を拒んだため片側性の義歯で様子をみることにした．そのためには 7 4｜ にも維持力と支持が要求される．そこで，磁性アタッチメントを用いたオーバーデンチャーによる対処を試みた．

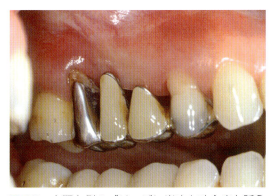

図33　上顎右側のブリッジに炎症と咬合痛を訴えて来院

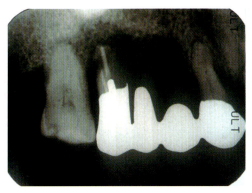

図34　X線像において 6| に顕著な骨透過像と 4| に歯根膜腔の拡大が見られる

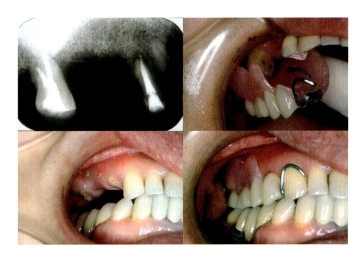

図35　6| の抜歯および 7 4| の歯内療法を行い，歯冠部を削除し，即時オーバーデンチャーを装着した

［処置］

　義歯の把持力の不足があるので 3| にコンビネーションクラスプを設計した．このような欠損に対し，義歯床の小さな片側処理は一般的には義歯の安定および支台歯の負担を考えると適切ではない．しかし，支台歯が受ける側方力に対し，磁性アタッチメントを用いることで軽減し，義歯が受ける咀嚼時の側方力は人工歯に伝わらないよう機能咬頭のみ中心咬合位時に咬合させ，側方運動時は犬歯誘導にし，人工歯は離開咬合とした（図35）．

　即時オーバーデンチャー装着時に片側処理が可能か暫間根面板にキーパーを設置し，即時義歯に磁性アタッチメントを設置した（図36①）．即時オーバーデンチャーの経過が良好で

第4章 症例

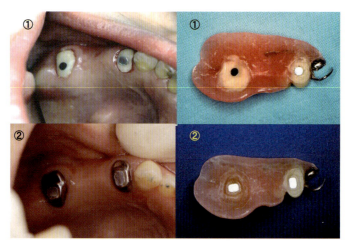

図36 即時オーバーデンチャーにポストキーパーを用い，暫間的に磁性アタッチメントを使用し，最終義歯へと移行した

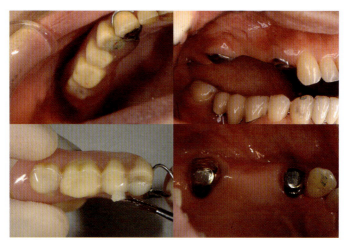

図37 14年後の口腔内を示す．メインテナンス時に人工歯の咬合再構築を繰り返すが，術後良好な結果を得ている

あることを確認後，キーパー付根面板を装着し，片側処理のオーバーデンチャーを完成させた（図36 ②）．

[経過]

図37は義歯装着後，メインテナンスを行いながら14年経過した口腔内である．キーパー付根面板周囲の歯肉にわずかな発赤が見られるが，義歯粘膜面へのリベースは年に1度程度であった．3か月に一度のリコールごとに，咬合面への常温重合レジンによる咬合の再構築は必要であった．中心咬合位での咬合を確保し，側方運動時は犬歯誘導が得られ，人工歯は離開咬合にすることができたため，不安定な片側処理にもかかわらず，良好な術後が得られ

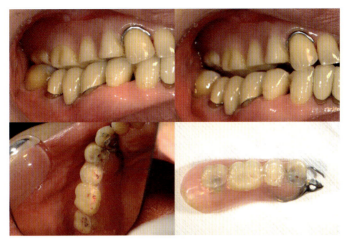

図38 犬歯誘導により人工歯は側方運動時離開咬合となる

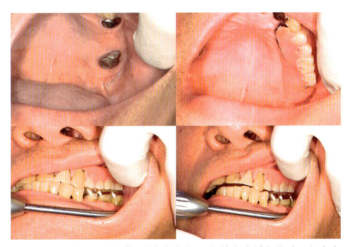

図39 人工歯に側方ガイドを与えないと義歯床が小さくても安定が得られる

ていると思われる(図38).図39も同様の症例であるが咬合関係に注意し,同様の処置を行い良好な術後を得ている.

即時義歯とは抜歯に際し,模型上で抜歯後の口腔内を想定して義歯を製作しておき,抜歯と同時に装着する義歯であり,創傷の保護,抜歯後の外観不良を避け,咀嚼発音機能の低下を防止する目的がある.つまり即時の意味に抜歯後とか外科手術後というような意味を含んで先人は規定したものと思う.その点では,今回の症例は即時義歯ではないかもしれないが,術後を想定してオーバーデンチャーを製作しておき,歯冠部を削除すると同時に装着する点から即時オーバーデンチャーと称した.

2. Magnotelescopic Crown（MT冠）―リジットな維持装置―

症例 1：ポンティック部の清掃が困難な症例

[現症・治療方針]

図40は右側第一小臼歯が歯周病のため抜歯され，ブリッジによる補綴処置がされていたが，歯欠損部の骨吸収が著しく，ポンティック部の清掃が困難で支台歯がう蝕に罹患し，ブリッジが脱落し，再製作を希望して来院した症例である．テンポラリーブリッジを装着したがポンティック部に良好な清掃性，審美性を与えることは困難である（図41）．このような場合は可撤性のブリッジが妥当な手段と考える．代表的な処置としてはコーヌス冠を支台装置とした補綴装置があるが，コーヌス冠の適正な維持力を発揮させるためには，熟練した技工技術と微細な調整が必要であり，維持力も内冠と外冠の摩擦力によるもので長期的な予後に不安がある．そこでキーパー付根面板をコーヌスの内冠に類似した形態に製作し，側方力に抵抗する形態を付与することにより，リジットなMT冠を維持装置として設計した．この場合は支台歯には把持効果を期待するため，優しい維持装置とはなりえないので，支台歯の骨植状態などを診査してから設計する必要がある．

[処置]

本症例は磁性アタッチメントを設置するための対合歯とのクリアランスが少なかったため，内冠を凹にし，外冠の磁石構造体が入るスペースを確保した．その際，ハウジングパターンを用いてワックスアップを行うと簡便である（図42）．コーヌス冠は摩擦力による維持なため，外冠に応力がかかり，陶材前装冠を用いると破折の心配があるが，MT冠には前装部への応力の心配がないので陶材焼付前装冠の可撤性MT冠ブリッジを製作した（図43）．本

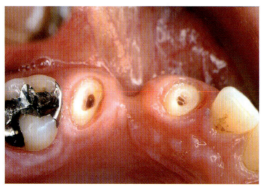

図40 第一小臼歯部の骨吸収が強く，固定性ブリッジでは清掃性に問題が生じる

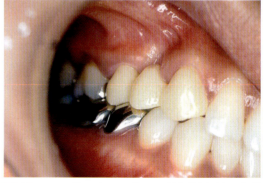

図41 テンポラリーのブリッジだが清掃性，審美性に問題がある

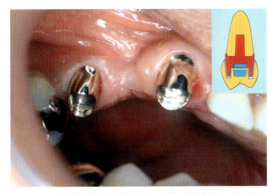

図42 MT冠ブリッジのキーパー付内冠，スペースがなかったので凹面形態にした

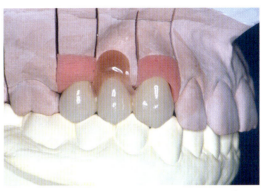

図43 床付ポンティックの陶材焼付MT冠ブリッジ

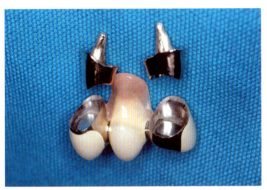

図44 外冠に磁石構造体，内冠にキーパーを設置したMT冠ブリッジ

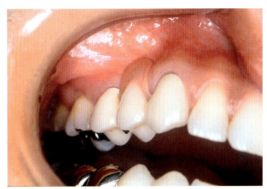

図45 口腔内に装着したMT冠ブリッジ，欠損部は床付ポンティックで仕上げた

症例は歯根膜負担の補綴装置になるので，模型上で内冠のキーパーに密着するように磁石構造体を外冠に設置し，完成させることが可能である．磁石構造体を外冠に合着する際は，スーパーボンドやレジンセメントを用い，空隙（エアーギャップ）ができないように注意が必要である（図44）．

[経過]

　口腔内に装着されたMT冠ブリッジであるが（図45），20年以上使用しており，問題は生じていないが，維持力が強く着脱時にブリッジを落下させ，陶材が欠けて修理したことがある．

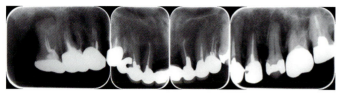

図46 右側第一および第二大臼歯は保存不可と診断し，MT冠ブリッジを応用することとした．対合歯は両側遊離端義歯が装着されている

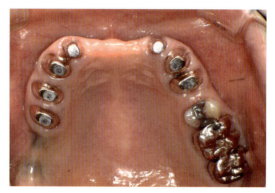

図47 MT冠内冠を装着した咬合面観

症例 2：固定性ブリッジでは長期予後に不安がある症例

[現症・治療方針]

　図46の症例は上顎歯列の動揺および咬合痛を訴え，来院した症例のX線写真である．動揺の強い右側第一第二大臼歯部は保存不可能と診断し，さらに残存歯にも長期予後に不安があることから可撤性の局部床義歯を勧めたが，義歯に強い抵抗を示した．前歯部歯列をブリッジで補綴し，臼歯部のみ片側義歯で修復も可能と思われたが，ブリッジになる支台歯の予後に不安がある．そこで，予想される残存歯の経過を考慮し，追加修理が可能な可撤性ブリッジを製作することとした．支台歯の状態がそれぞれ異なるため，状態にあわせた歯冠歯根比に改善したMT冠ブリッジとし，臼歯部欠損部の義歯と連結させることとした．

[処置]

　抜歯および歯内療法を行った後，MT冠内冠を装着した（図47）．本症例も前症例と同様に模型上で外冠に磁石構造体を合着し，欠損部義歯床はオルタードキャスト法により完成させた（図48）．また，全顎にわたるため軽量で剛性のあるチタンフレームとした．義歯床付MT冠ブリッジを装着した咬合面観であるが（図49），装着感もよく審美的にも高い満足感が得られた（図50）．

[経過]

　現在，装着後まだ5年であるが維持力などの変化もなく良好な経過を得ている（図51）．

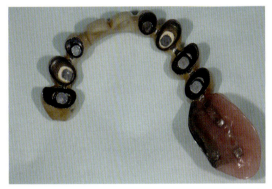

図48 欠損部の義歯と連結させたMT冠ブリッジ，軽量化のためチタンを使用した

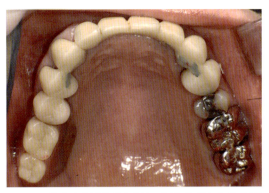

図49 義歯床付MT冠ブリッジを装着した咬合面観

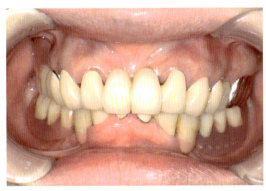

図50 MT冠ブリッジ装着の前方面観，審美性や装着感に満足が得られた

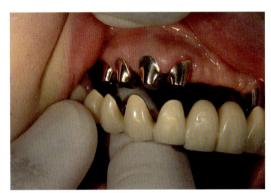

図51 術後5年であるがMT冠の維持力や歯周の問題などは生じていない

症例　3：欠損部が長く固定性ブリッジが不適応な症例

[現象・治療方針]

図52は両側の長い歯列欠損に対し，部分床義歯を許容せず，固定性の補綴装置を希望して来院した症例である．長いポンティックは咬合時にたわみ，支台歯に悪影響を及ぼし，良好な術後が得られない．そのため，たわまないポンティックにするためには義歯床をポンティックに付与し，剛性を増すと共に粘膜負担により咬合圧を分散させる必要がある．しかし，固定性では義歯床付ポンティック部の清掃は困難である．そこで，MT冠を利用した可撤性の義歯床付ブリッジを製作することにした．

[処置]

模型上で着脱方向を確認しながらキーパー付内冠を製作した．コーヌス冠とは異なり，テーパーを6°にし，厳密な着脱方向を決め，精度の高い内冠を製作する必要はない．対合歯との

第4章　症例

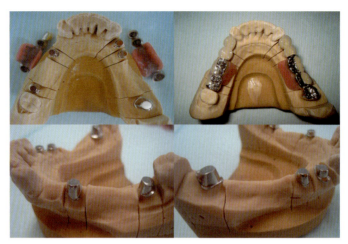

図52　多数歯欠損に対し，義歯床付MT冠ブリッジを設計した

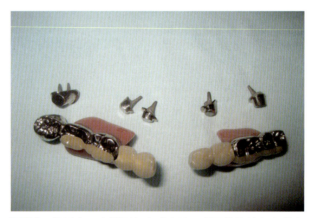

図53　模型上で内外冠を完成させ，磁石構造体も合着させる

クリアランスを確認し，キーパーを咬合平面に揃え，着脱方向に注意をしながら内冠を製作する．次にその模型上で義歯床付MT冠ブリッジを完成させる．もちろん内冠を口腔内に試適し，取り込み印象を行い，ブリッジを完成させる方が確実である．どちらにしても磁石構造体は模型上で外冠に合着させるのは前症例と同様である．義歯床内面はリベース等を行い適合完成させる（図53）．

［経過］

図54はMT内冠を装着した口腔内，また図55はMT外冠を装着した口腔内である．固定性のブリッジのような装着感と咀嚼機能が回復され患者さんの満足が得られた．長期観察時に口腔内に変化が生じてもMT内冠を利用して部分床義歯への移行も容易と考える．

歯列部分欠損症例に対する補綴治療は固定性補綴装置いわゆるブリッジ，あるいは可撤性

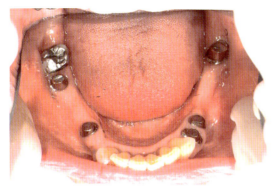
図54 MT冠ブリッジの内冠を合着した口腔内

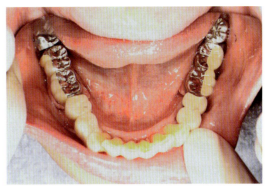
図55 義歯床付MT冠ブリッジを装着した口腔内．術後トラブルが生じたら磁性アタッチメント義歯への移行も容易である

補綴装置により行われる．ブリッジは装着感，機能回復等の面からは可撤性より優れている点が多く，患者さんからの要求度も高い．しかし，補綴治療の大きな目的の一つに残存歯の保護がある．欠損部の骨吸収が大きく，床を付与しなければ形態が回復できないだけでなく，支台歯の負担も大きくなり過ぎる場合は粘膜にも負担を分配する必要がある．また，ブリッジを装着する際，支台歯の中に装着後の経過に不安が残るような症例では，術後の対応を考慮すると可撤性補綴装置による補綴治療を選択することがよい場合が多い．つまり，補綴装置の選択は，装着後に予想される口腔内変化に対し，どのような条件下に支台歯が置かれるかが問題となる．

このようにブリッジにも不利な点があるが，ブリッジの利点と可撤性補綴装置の利点を上手く取り入れた補綴装置に可撤性ブリッジがある．可撤性ブリッジは装着感，機能回復において固定性のブリッジと同等であり，必要に応じて床を付与し，粘膜負担を得ることもでき，術後の口腔内変化への対応も容易となる．わずかな床を付与するだけで義歯と分類されることもあるが，基本的にほとんどの負担が歯根膜に委ねられる補綴装置はブリッジと呼んだほうがわかりやすいかもしれない．

従来このような可撤式ブリッジの装置としてコーヌス冠が利用され，コーヌス・ブリッジと呼ばれ，利用されることが多かった．しかし，コーヌス冠は技工操作が煩雑で維持力の調整も困難であった．著者は磁性アタッチメントによりコーヌスの維持力を磁力に置き換えたMT冠を用い，多くの良好な結果を得ている．

3. 歯冠外アタッチメント

症例 1：上顎前歯部に固定性歯冠補綴を望んだ症例

[現症・治療方針]

図56は下顎は天然歯列だが上顎は前歯3本のみが残存していた症例である．

長期予後を考えればオーバーデンチャーにすることが最良と思われ，患者さんに説明したが，患者は義歯を外した時に前歯がないことに強い拒否を示した．患者さんは46歳女性でインプラント治療も考慮したが，骨量が少なく骨質も脆弱であり，不適応であった．そこで頻回のメインテナンスの必要と長期予後に対するリスクを説明し，歯冠外磁性アタッチメントを付与した3本支台のブリッジによる補綴処置を行うこととした．

[処置]

図56は歯冠外アタッチメントを付与したブリッジを装着した咬合面観であるが，アタッチメントだけでは義歯の把持が弱いので犬歯の舌側に把持腕と近心レストを設置することにした．図57は義歯内面である．本来なら前歯の負担軽減と広い義歯粘膜支持が必要な症例だが，患者さんの嘔吐反応が強く，大連結子をストラップにした．図58は義歯装着時の咬合面観であるが人工歯は硬質レジンを用いている．

[経過]

患者さんの満足は得られたが図59の①は装着1週間後であり，すでに歯冠外のキーパー下部に食物残渣が見られ，ブラッシング指導と月1度のメインテナンスを指導した．患者さんは毎月メインテナンスに通院し，義歯粘膜の適合，咬合の確認，歯周管理など定期的に行うことができた．図59の②は装着後20年後の同部位であり，支台歯歯頸部の露出に伴う，

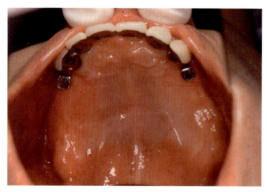

図56 義歯を外したときに前歯が欲しいとの強い要望を受け，3本支台のブリッジに歯冠外磁性アタッチメントを使用したが学問的にも不安がある

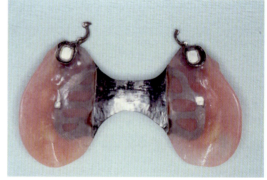

図57 把持腕と近心レストを付与した歯冠外磁性アタッチメント義歯

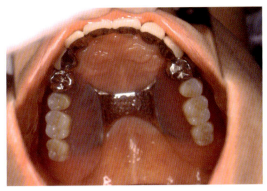

図 58 義歯装着の咬合面観，人工歯は硬質レジン歯を使用

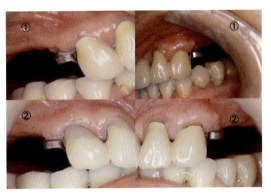

図 59 歯冠外アタッチメント支台歯の装着当初①および 20 年後の状態②

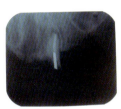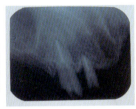

図 60 ブリッジ除去時の支台歯の X 線像

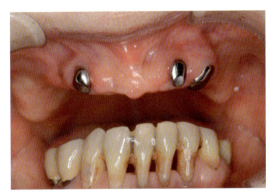

図 61 キーパー付根面板は歯軸方向を考慮してキーパー面を設置した

う蝕処置なども行ったが，管理が行えていた．

　しかし，装着 25 年後メインテナンス時にブリッジの動揺を感じ，磁性アタッチメントのオーバーデンチャーを勧めた．患者さんは 70 歳を超え，審美性より長期の機能を求め同意が得られ，ブリッジを除去し（図 60），キーパー付根面板を装着した．支台歯の状態は動揺，骨吸収も増しており，キーパー面は咬合平面ではなく歯軸方向を考慮し，設置した（図 61）．新たにオーバーデンチャーを装着した口腔内と義歯を示す（図 62）．

　現在，初診から 30 年，オーバーデンチャーにしてから 5 年経過したが良好な結果が得られている．しかし，これは患者さんのモチベーションが高く，定期的なメインテナンスがなければ得られなかった結果である．

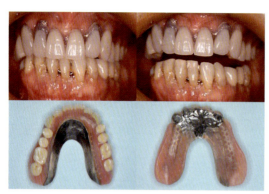

図62 歯冠外からオーバーデンチャーに移行し，初診から35年経過した症例

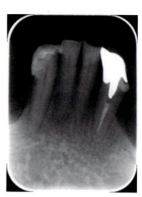

図63 下顎4前歯残存の口腔内X線写真

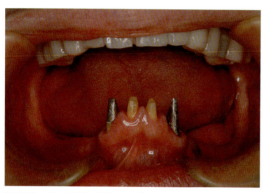

図64 前症例と同様に，義歯を外したときに前歯が欲しいとの強い要望を受け，4本支台の連結冠に歯冠外磁性アタッチメントを使用した

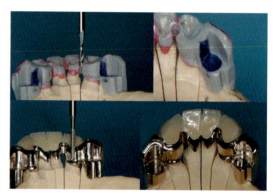

図65 支台歯全体で応力を受けるようミリングし，歯冠外部にも前装し審美性を考慮した

症例 2：下顎前歯部に固定性歯冠補綴を望んだ症例

[現症・治療方針]

図63のX線写真の症例は，長期予後を考えれば両側切歯に歯内療法を行い，キーパー付根面板を設置し，オーバーデンチャーにすることが最良と思われたが，患者さんは義歯を外したときに前歯部が歯冠補綴されていることを強く要望した55歳の女性である．長期予後に対するリスクと頻回のメインテナンスの必要とを説明し，歯冠外磁性アタッチメントを付与した4本支台の連結冠による補綴処置を計画した．

[処置]

両側切歯は歯内療法後に支台築造を行った（図64）．支台歯の骨植と欠損部の大きさを考

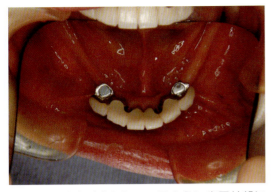

図66 6前歯が残存しているように歯冠外部にキーパーを設置した

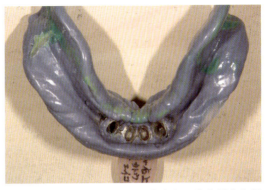

図67 支台装置を取り込み印象し,義歯製作を行う

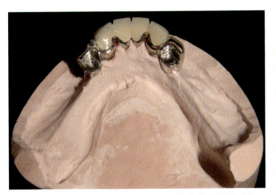

図68 支台装置を取り込んだ義歯作業用模型

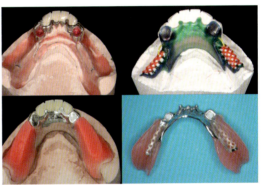

図69 模型上でミリング部が適合するよう義歯を完成させる

え,支台歯4本全体で義歯の把持を確保し,粘膜負担と咬合平面を整えて,義歯による支台歯への負担を軽減させる必要があった.

また,義歯を外したときの審美性を考慮し,6前歯に見えるよう歯冠外磁性アタッチメント部分に歯冠形態を付与することにした.そのため,連結歯冠全体に歯冠外磁性アタッチメント部を含めミリングを行い,歯冠外部のみに応力が集中しないように配慮した(図65).

キーパーを合着した補綴装置を口腔内に試適し(図66),取り込み印象を行い(図67,68),義歯床形態を形成した.通法に従い金属フレームを製作し,咬合採得を行い,義歯を完成させた(図69).磁石構造体は口腔内でレジンセメントにより合着を行い,粘膜負担を考慮した.口腔内に設置した歯冠外磁性アタッチメント付連結冠は審美的に良好な結果を得た(図70).義歯を装着した咬合面観であるが歯冠ミリング部に義歯が適合し,良好な装着感が得られた(図71).図72は正面観であるが良好な審美性と機能回復が得られ,患者さんの満足を得た.

第4章　症　例

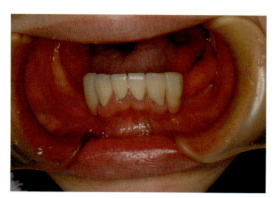

図70　6前歯に見えるように歯冠外キーパーを設置した連結冠

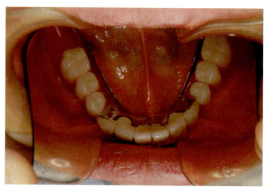

図71　ミリング部の良好な適合と義歯の安定が得られた

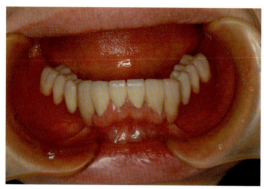

図72　患者さんの満足は得られたが，メインテナンスが必要不可欠である

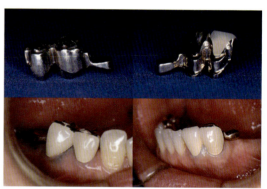

図73　歯冠外アタッチメントは支台歯の連結と把持形態の付与が必要である

[経過]

　問題は術後のメインテナンスであり，現在まだ5年しか経過していないが，義歯粘膜面のリラインを3回行っており，咬合の再構成，確認も月に1度行っている．

　磁性アタッチメントは対合歯とのスペースの関係で無髄歯に用いられる症例が多い．しかし，有髄歯に使用できる歯冠外アタッチメント用パターンを用い，その適応範囲を広げている．歯冠外アタッチメントは支台歯の応力負担が大きく，そのため支台歯を連結し，かつ把持面を付与して用いる場合が多い（図73）．歯冠外アタッチメントはカンチレバー形態による支台歯への負担あるいは不潔域の増大などの欠点もあり，患者の清掃状態に術後経過は大きく左右されるため，適応症の選択が重要である．また，高度な技工操作が必要とされ，さらに義歯着脱方向の規制もされるなど従来の磁性アタッチメントの利点と反する点も見られるが，磁性アタッチメントの用途は術者の発想により，さまざまな可能性を有している．

4. インプラント治療

　著者は20数年前に磁性アタッチメントをインプラント治療に応用するために，インプラント用キーパーを試作し臨床応用を行った（図74）．インプラント治療の良好な術後経過を得る一因として，インプラント体に加わる種々の圧力を軽減することも大切である．磁性アタッチメントを利用したインプラントオーバーデンチャーの報告も増えてきたが，支台歯に優しい磁性アタッチメントはインプラント体にも優しい維持装置として機能をすると考えられる．つまりインプラント支台に非機能的な側方力等が加わった場合に，その力を回避させ，インプラント体に負荷がかかりにくくすることにより，デリケートなインプラント義歯の維持装置としては有用な装置となる．そして，インプラント体にキーパーを設置することにより，後の補綴治療の術式には特別なコンポーネントを必要とせず，通常の磁性アタッチメントを用いたオーバーデンチャーの製作方法と同様に行うことができる．

症例　1：インプラントオーバーデンチャーの症例

[現症・治療方針]

　図75の症例は総義歯が装着されていたが，下顎義歯の疼痛と機能回復を求めた患者さんである．

[処置]

　まずはパイロット義歯として下顎義歯を製作し，オトガイ間のインプラントフィクスチャー埋入位置を確認するために，インプラントと同径のアルミ管を設置したX線診査用ステントを製作した（図76）．さらに，完成するオーバーデンチャーとインプラントの関係が

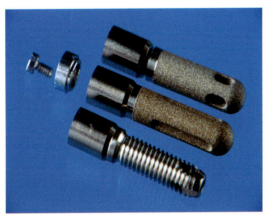

図74　種々のインプラントに対応できるように試作したインプラント用キーパー

第4章　症例

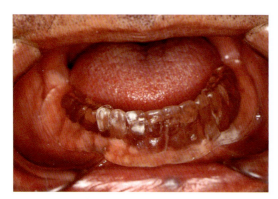

図75　インプラントオーバーデンチャーのためのパイロットデンチャー

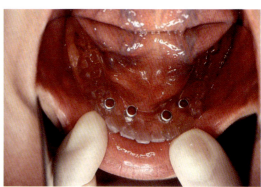

図76　アルミ管を利用したX線診査用ステント

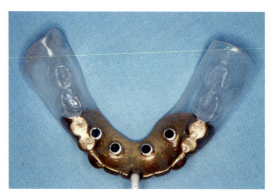

図77　オーバーデンチャーとインプラントの関係がわかるように硫酸バリウム入りスペーサーを塗布したCT診査用ステント

わかるようにステントに硫酸バリウム入りのスペーサーを塗布し，CT撮像を行った（図77）．CT画像より顎骨の確認とフィクスチャー埋入位置，長さ，方向を決定し，インプラント埋入用の外科用テンプレートを製作した（図78）．本テンプレートはフィクスチャー埋入手術のステップに合わせて，各部品が磁性アタッチメントにより着脱ができるようになっており，臨床応用で好結果を得ている．

　図79はインプラント埋入方向を示す指示棒が付与されている無歯顎用のテンプレートであり，患者さんの咬合により口腔内にベースを維持させる．有歯顎の場合はクラスプ等の維持装置を付与し維持させる．図80①はフィクスチャー埋入起始点を示す指示ピンをベースに磁性アタッチメントにより設置する．指示ピンは上下にスライドが可能である．図80②は粘膜を剥離し，指示ピンをスライドさせて骨表面のフィクチャー埋入起始点を指示させる．ドリリングガイドに沿って起始点と指示棒に従ってフィクスチャーを埋入する（図80③）．外科用テンプレートを用いることでフィクスチャーの部位と埋入方向を術前の設定通りに行

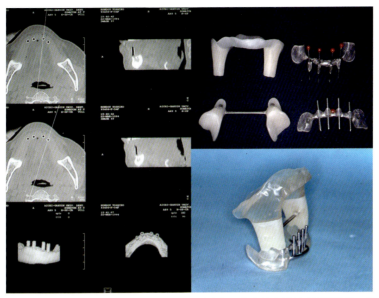

図78 CT画像よりフィクスチャーの長さ，方向等を決め外科用テンプレートを製作

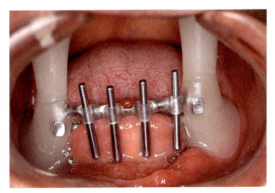

図79 インプラント埋入方向を指示する無歯顎用インプラントテンプレート

える（図80④）．図81は顎堤の上縁に位置するインプラントアバットメントに，試作のインプラントオーバーデンチャー用のキーパーをネジ止めした口腔内である．ここからは磁性アタッチメントを用いたオーバーデンチャーの製作方法と同様に行うことができる．個人トレーを用いて義歯用の印象採得を行う（図82）．模型上のキーパー側面をブロックアウトし，インプラントに側方圧がかからないように配慮する（図83）．咬合採得時に粘膜部はアルタードキャスト法により再印象を行い，インプラントとの被圧変位量の違いに配慮する（図84）．図85は完成したインプラントオーバーデンチャーの内面であるが，金属フレームにはハウ

第4章　症例

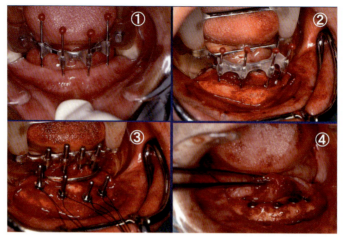

図80　テンプレートを用いたインプラント埋入術式

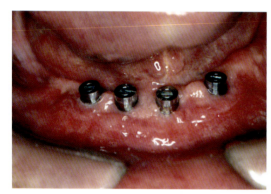

図81　埋入したインプラントに試作キーパーを装着した口腔内

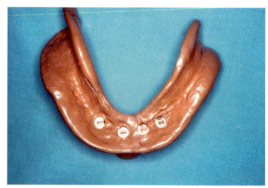

図82　一般的なオーバーデンチャーと同様の製作方法で印象採得する

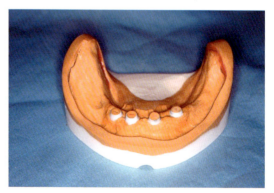

図83　作業用模型のキーパー側面をブロックアウトして側方圧を回避する

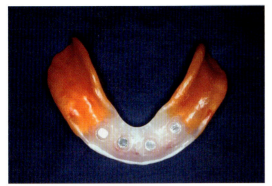

図84 咬合採得時にアルタードキャスト法により粘膜再印象を行い，被圧変位に配慮する

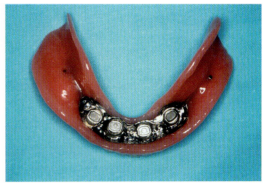

図85 磁性アタッチメントを用いたインプラントオーバーデンチャーの内面．磁石構造体は一般の磁性アタッチメントと同様にレジンセメントにより口腔内で装着する

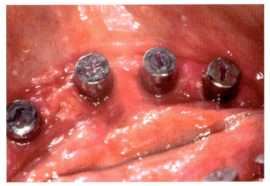

図86 装着15年後のインプラント用キーパーは角が丸くなり傷も多数見られるが，交換も可能で，大きな問題はないが，材質的に剛性が求められる

ジングパターンを用い磁石構造体のスペースを製作し，磁石構造体は口腔内でレジンセメントにより合着した．義歯の製作と磁石構造体の合着は前項の記載と同様である．インプラント周囲はメタルタッチにし，清掃性を考慮した（図85）．

[経過]

図86は装着後15年経過したインプラント用キーパーであるが，キーパー上面や周囲に多くの傷や欠如が見られる．キーパーを交換すれば問題はないが，キーパーの素材である磁性ステンレスが軟性であり，通常のキーパー付根面板においても同様であるが今後の課題の一つである．これらの患者さんは現在は他界したり，高齢のため通院ができなくなっているが，その他の患者さんのトラブルも聞いていない．磁性アタッチメントはインプラント治療の選択肢としては非常に有効であると思う．近年，インプラントオーバーデンチャーにもかかわ

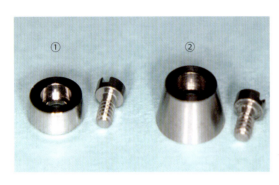

図87 ①はオーバーデンチャー用，②はMT冠用の試作インプラントキーパー

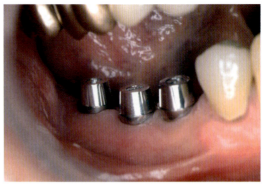

図88 試作インプラントMT冠用キーパーを設置した口腔内

らず，インプラント支持に過度に頼り過ぎ，補綴装置としての全体的なバランスが不安な報告もみられ，術後の経過が懸念される．

　この種のインプラントオーバーデンチャーは著者が愛知学院に在籍中の症例であるが，20例近く施行し，その後日本大学に移籍してからもメインテナンスに来院してくれていた4症例は術後20年以上管理していたが，オーバーデンチャーであり，咬合の管理が容易で，良好な経過を得ていた．

　図87の①はオーバーデンチャー用のキーパーであるが②は歯冠補綴用に試作したキーパー支台である．著者のインプラント治療は全て愛知学院大学時代に口腔外科の栗田賢一氏と歯科技工士の大崎千秋氏と共に試行していたものであり，ブローネマルクを使用していた．現在はメインテナンスを行っているだけであり，インプラント用磁性アタッチメントは数社で販売しているようである．

症例　2：MT冠様のインプラント歯冠補綴症例

[現症・治療方針・処置]

　図88はMT冠インプラントを施行した唯一の症例であり，患者さんは愛知学院大学の他学部の教授であった．製作方法はMT冠支台キーパーをインプラントにネジ止めした後，通常の歯冠補綴と同様の製作過程で行える（図89）．最終的な磁石構造体を歯冠に合着する方法はハウジング内に設置する方法と同じである（図90）．可撤式であるが強固な維持力を有し，メインテナンスも容易であった．

[経過]

　術後，患者さんは日本大学にメインテナンスに通院し，20年以上管理していたが他界されてしまった．本法を当時UCLAの著者の恩師の一人であるDr. John Beumer Ⅲに紹介した

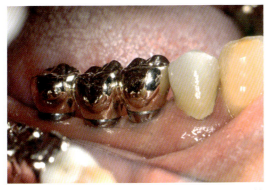

図89 インプラントMT冠を設置した口腔内．特殊なインプラント用コンポーネントは不要で，通常の歯冠補綴装置と同様に製作する

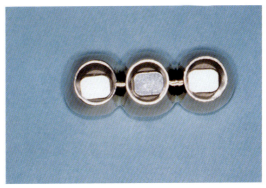

図90 磁石構造体は通常のハウジング内にレジンセメントで合着するのと同様である

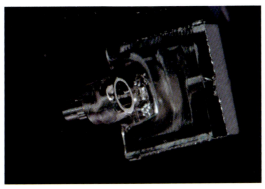

図91 CAD/CAMによる磁性アタッチメント用アバットメント

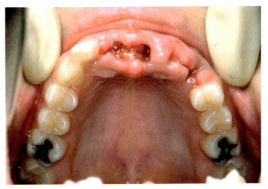

図92 外傷により前歯部を喪失した19歳の女性．右側側切歯は亜脱臼歯であった

ところセメント合着をしてしまえと言われたが，可撤式であり術後種々の経過に対応ができると反論したことを懐かしく覚えている．現在はCAD/CAMも進歩し，キーパーを症例ごとに適応させられるようにアバットメントを成型することも可能となってきた（図91）．

症例 3：磁性アタッチメントによる天然歯部の連結症例

[現症・治療方針・処置]

　図92の症例は外傷により4前歯を喪失し，右側側切歯を亜脱臼した19歳の女性である．上顎前歯部は歯を喪失すると唇側の骨吸収が大きく，そのままインプラント治療をすると良好な結果が得にくい．そこで抜歯窩が落ち着いた時期に骨のベニアグラフトを行い，ボリュームを確保した（図93）．

第4章　症　例

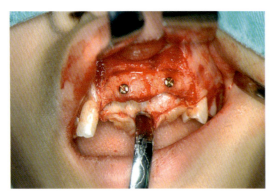

図93　ベニヤグラフトにより唇側の骨ボリュームを確保した

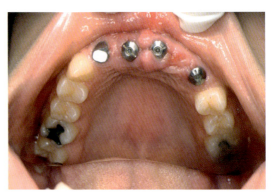

図94　亜脱臼歯の右側側切歯にキーパー付根面板を装着して保存した

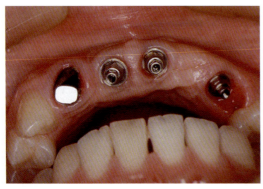

図95　インプラントアバットメントを装着した口腔内

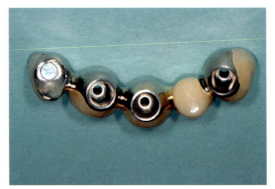

図96　側切歯に磁石構造体を設置したインプラントブリッジ内面

　亜脱臼した側切歯はインプラント治療的には抜歯し，前歯部はインプラントのみの補綴治療がよいかもしれない．しかし，患者さんおよび家族が歯の保存を強く望んだため，歯内療法後キーパー付根面板を装着しインプラントとの連結補綴治療の前準備を行い，インプラントの埋入を行った（図94）．

　図95はヒーリングキャップをアバットメントに交換したところであるが，インプラントおよびキーパー付根面板周囲は良好な状態であった．図96は磁性アタッチメント付インプラントブリッジの内面であるが，磁石構造体は模型上でハウジング内にレジンセメントで合着してある．図97は磁性アタッチメント付の天然歯と連結したインプラントブリッジの咬合面観で，図98は正面観である．良好な審美性を得ており，術者可撤式である．基本的にはインプラントと天然歯の連結は両者の動きが異なり，インプラントの負担を考慮すると不適応であるといわれている．しかし，キーパー付根面板に連結されているインプラントブリッジには磁力の範囲で連結されており，余剰な天然歯の動きは磁性アタッチメントが離開し，

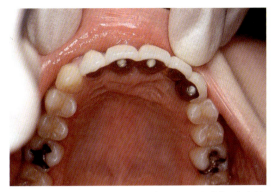

図97 磁性アタッチメントを設置した側切歯と連結した術者可撤式インプラントブリッジ

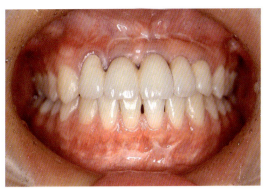

図98 側切歯に磁石構造体を設置したインプラントブリッジ正面観

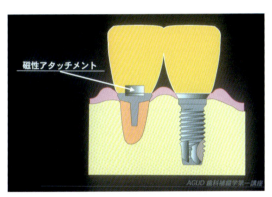

図99 キーパー付根面板と連結したインプラント冠の模式図

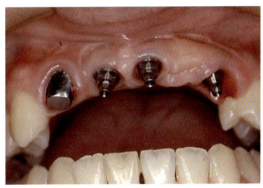

図100 術後20年のキーパー付根面板とアバットメントには問題が生じていなかった

インプラントに負担をかけないと判断した（図99）．

[経過]

　術後，著者が日本大学に移籍しメインテナンスが行えず心配していたが，患者さんがその後結婚し東京へ移転して，著者を訪ね来院してきた．術後15年近く経過しており，メインテナンスに不安もあったが良好な経過を得ており，キーパー付根面板支台もインプラントも装着時と大きな変化は見られなかった．現在は年に2回のメインテナンスを行っており，術後20年経過したが良好な経過を得ている（図100）．

　現在，著者はインプラントによる治療は全く行っていない．インプラントのない補綴治療や術後メインテナンスは非常に気持ちが楽であり，歯科医師の精神衛生上インプラント治療は少し負担過重かもしれない．

5. 顎顔面補綴治療

　顎顔面補綴治療すなわち，腫瘍などが原因で生じた顎骨とその周囲組織の欠損に対する治療にも磁性アタッチメントは非常に有用である．しかし，通常の補綴治療と異なり，可動性や被圧縮性の異なる軟組織を含む処置には限界もあり，外科的再建との連携も重要である．さらに，顎顔面補綴治療のための可撤式補綴装置は種々の方向へ広がる骨欠損のため着脱方向への規制も多い．

1）上顎顎義歯

　上顎顎義歯の大きな目的は上顎骨欠損腔の閉塞による機能回復である．上顎顎義歯は欠損腔を閉塞するため，栓塞子を含む大きな顎義歯を口腔内に維持させることが重要である．上顎の場合は顎義歯の軽量化も考慮するが，残存歯がある場合は残存歯に大きな負担をかけることが多く，術後が気になる．

症例　1：上顎骨欠損の有歯顎症例

[現症・治療方針・処置]

　図101は右側大臼歯が残存するが，正中を越える大きな左側欠損を有する上顎骨欠損症例であった．残存する大臼歯の骨植も悪く，栓塞子も大きくなるため支台歯の負担を考え，残存歯を連結し，磁性アタッチメントによるオーバーデンチャーを選択した．栓塞部は天蓋開放型とし内部を大きく削除し，軽量化を行い34g程度の顎義歯となった．上顎顎義歯の重量に対する目安は症例も千差万別で一概にはいえないが，著者は35gを目安に製作している．
　上顎顎義歯の維持には欠損腔のアンダーカットも利用するが，欠損腔のアンダーカットの

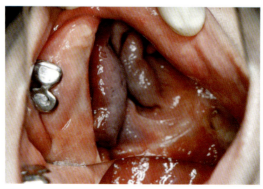

図101　右側大臼歯を連結し，キーパー付根面板を装着した上顎骨欠損症例

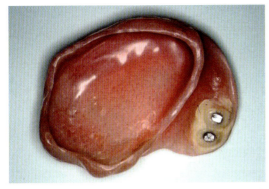
図102 磁性アタッチメントを使用した上顎顎義歯の内面

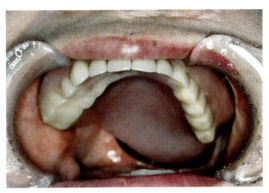
図103 磁性アタッチメント2個で維持された上顎顎義歯

方向は多様であり，着脱方向の制約がほとんどない磁性アタッチメントは有用である．磁石構造体の設置は通常のオーバーデンチャーと同じである（図102）．図103は口腔内に装着した顎義歯である．もちろん顎義歯の維持安定のためには義歯研磨面の形態や咬合のバランスは重要であるが，基本的な維持装置としての磁性アタッチメントは患者さんの義歯操作性も含め有用な維持装置である．

[経過]

装着後，患者さんがメインテナンスに応じてくれず，欠損腔の変化や支台歯のケアなどが必要なことを考えると，術後が気になる症例である．

症例 2：両側上顎骨欠損の無歯顎症例

[現症・治療方針・処置]

図104の症例では顎義歯の維持として利用できるのは，欠損腔後方の軟口蓋の鼻腔側面と前方の鼻孔下縁部のみで，欠損腔側壁は両側とも維持に有用なアンダーカットを形成していない．対向する方向のアンダーカットは顎義歯の維持には有効であっても，これを固定性の突起で利用するには限界がある．たとえそれを弾性印象材で形態を模型に再現できても，そのまま成形すると顎義歯の着脱は不可能になる．そこで，アンダーカット部を十分に利用するために義歯の一部に可動性を与えた構造の顎義歯が適応と判断した．

欠損腔前後のアンダーカットを利用するために，後方アンダーカットに入る突起部分と義歯前歯をリンガルバーで繋ぎ，前歯部付近に蝶番機構も与えた．前方アンダーカットの外鼻孔下縁に挿入する部分は軟性樹脂のクレペートで製作した（図105①）．前歯部を前方に引くことで後方の突起部分は顎義歯内に収まる．この状態で口腔内に顎義歯を装着し，咬合させた状態で前歯部を戻し，後方アンダーカットに突起部を挿入し維持を求める（図105②）．

第4章 症例

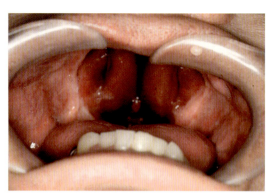

図104 両側上顎骨欠損症例の口腔内，対合は天然歯列である

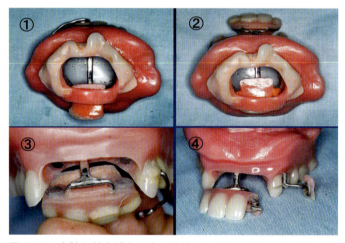

図105 鼻腔と前歯部人工歯に連結した後方の突起が顎義歯の維持源となる．可動する前歯部の固定に磁性アタッチメントを利用し，安定が得られた

前歯部を義歯本体と一体化するために，あまり厳密なガイドを与えずに磁性アタッチメントにより固定した（図105③）．

さらに，前歯部での咬合，および咀嚼時等の機能時にも可動部分の安定性が確保できるように，左側側切歯が左側犬歯の遠心を横切って前歯部をロックするような自家製アタッチメントを付与した（図105④）．

[経過]

図106は完成顎義歯を口腔内に装着したもので，開口時の顎義歯離脱もなく，閉口時の咬合状態も良好であった．術後経過も良好であり，著者が大学を移籍する時に患者さんが会いに来て，握手をしたのも昨日のようである．装着後30年経過しているが2度ほど義歯破損が

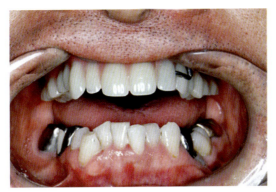

図106 開口時に顎義歯の脱落はなく，発音および咬合機能が得られた症例である

あり，後輩が修理したようであるが現在も良好に使用しているとのことである．

　このような義歯をカラクリ義歯と呼んでいるが，磁性アタッチメントは方向性もほとんどなく，磁力の減弱もないので複雑な装置を製作する際には非常に有用である．

症例　3：上顎骨欠損インプラントオーバーデンチャー症例

[現症・治療方針・処置]

　図107は，評判のよくない某インプラント施設において上顎骨欠損に対し，インプラントを埋入し，ERAアタッチメントにより顎義歯が装着されていたが，操作性と顎義歯の不安定を訴え，来院した症例である．図108は初診時のX線写真である．埋入されたインプラントに問題がなかったので，ERAアタッチメントを除去し，そのまま磁性アタッチメントのインプラント用キーパーを設置した口腔内が図109である．図110はインプラント用キーパーを設置した時のX線写真である．顎義歯の製作は通法のオーバーデンチャーの製作方法と同様であり，磁石構造体は口腔内で常温重合レジンにより顎義歯に合着した（図111）．

[経過]

　患者さんは顎義歯が取扱いやすくなり顎義歯の安定も得られ，口腔清掃が容易になったことも喜んでいた．

　広範囲顎骨支持型装置が保険導入され，顎顔面補綴治療を必要とする患者さんにとって，より先進的な治療を受けられる可能性が出てきた．この治療は大きな顎骨欠損を有し，顎補綴装置の維持安定が困難で機能回復が得られにくい患者さんに対し，インプラントによる顎義歯の維持や機能回復を獲得する有用な手段である．しかし，この種の患者さんはターミナルケアに移行することもあり，口腔ケアが容易でない患者さんに対して，さらに口腔ケアが困難になるような形態のインプラント補綴装置は避け，シンプルな形態，管理しやすい装置

第4章　症例

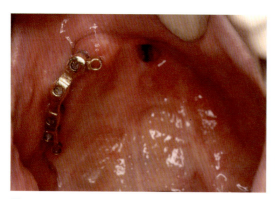

図107　インプラントにERAを利用した上顎骨欠損症例

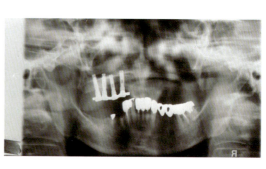

図108　インプラントが埋入された上顎骨欠損のX線画像

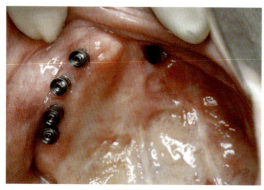

図109　ERAアタッチメントを除去した咬合面観

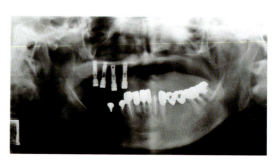

図110　インプラント用キーパーを設置したインプラントX線画像

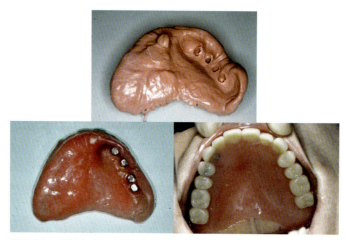

図111　通法に従い顎義歯を製作し，磁性アタッチメントにより安定と操作性が改善された

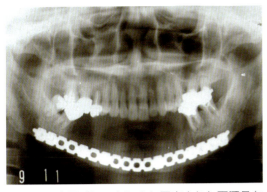 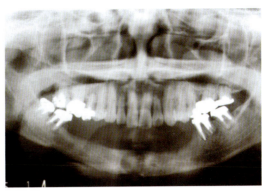

図112 金属プレートにより固定された下顎骨欠損症例

図113 金属プレート除去後，正中に偽関節が形成され，開閉口時に変形が生じる

を選択することも大切である．

2）下顎顎義歯

　下顎顎義歯は下顎骨の連続性が再建により保たれれば，支持負担の配慮を行うことで機能回復への対応は困難ではない．しかし，連続性が保たれない場合の機能回復は困難なことが多い．なぜなら，残存下顎骨は患側へ偏位し，下顎運動路も健側に回転中心をもち，顎位と咬合終末位が不安定になるからである．さらに，下顎顎義歯を製作するにあたっては，本来の下顎運動や顎位よりも摘出の部位や範囲により，さまざまな対応が必要となる．

症例　1：下顎骨再建後の顎義歯症例

[現症・治療方針・処置]

　図112の症例は45歳女性で，下顎悪性腫瘍による骨切除後，腸骨による即時再建が行われ，金属プレートにより固定されていた．顎義歯製作依頼を受けた時には固定は除去されており，移植された腸骨の正中部に偽関節が形成されており，開閉口運動時に下顎の変形が生じていた（図113）．

　顎義歯を製作するに当たり，残存する大臼歯に強固な維持を求め下顎を固定することを考えたが，下顎の変形による維持歯への側方圧による負担過重に不安があった．しかし，顎義歯安定のためには強固な維持力も必要である．そこで，維持歯に加わる側方圧に対し，その力を軽減する特長があり，安定した維持力を有する磁性アタッチメントを使用した（図114）．

　さらに，顎義歯が安定するためには下顎の変形に対し，ある程度顎義歯が追従する必要もあると考え，顎義歯の床部分と維持装置の連結部の左側第二小臼歯部に，回転中心をもつ軸

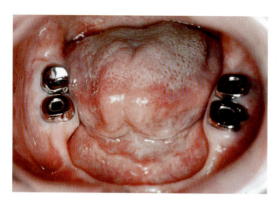

図114 開閉口時の支台歯への側方圧の負担軽減と義歯の安定を求め，根面板状の磁性アタッチメントを装着した

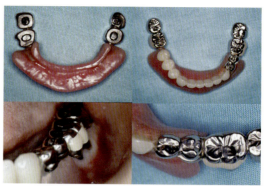

図115 開閉口時の顎の動きに顎義歯がある程度追従するように，蝶番運動を有するリーゲルアタッチメントを設置し，顎義歯に可動性を与えて良好な結果を得た

をリーゲルのアタッチメントを利用し付与した（図115）．これにより開閉口運動時に両側大臼歯の幅径が変化するよう顎義歯の一部に可動機構を与えた．

[経過]

開口時には義歯粘膜面と顎堤の適合は得られてないと思われるが，咬合の際の閉口時には良好な適合が得られており，機能時においても顎義歯の安定が得られた．患者さんは飛騨高山在住の女性でメインテナンス来院時に日本酒を毎回持ってこられ，メインテナンスの回数が増えてしまった．

3）口唇口蓋裂治療

口唇口蓋裂症例の補綴治療は外科的閉鎖，歯列の矯正など適切な処置後に連続的に行われるようになった．しかし，これらの処置後でも，ほとんどの症例で欠損歯の補填や残遺孔の閉鎖，開口した segment の固定などを目的とした補綴修復が必要である．

症例 1：口唇口蓋裂症例

[現症・治療方針・処置]

図116の症例は左側口蓋裂の補綴治療に不適切な歯冠ブリッジにより処置され，顎の狭窄が生じ，裂部ポンティック粘膜部の清掃不良を誘発し，犬歯の二次う蝕などにより不快感を訴えて来院された．残遺孔もそのままで，患者さんは歯医者ではなく破壊者に遭遇したようである．

再度矯正による歯列拡張は望まなかったので，不良補綴物を除去し，審美性の回復と残遺孔の閉鎖を考慮し，処置を行うことにした．う蝕に罹患していた犬歯の状態は不良であった

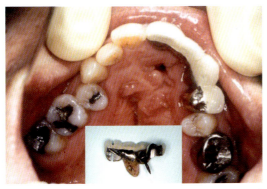

図116 不適切なブリッジが装着されている口腔内と除去したブリッジ

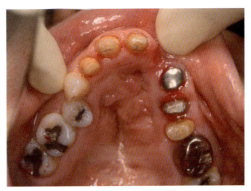

図117 顎裂に隣接している犬歯は予後に不安があるので根面板とした

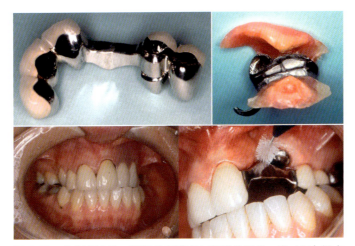

図118 欠損部のみ，清掃性を考慮して磁性アタッチメントによる可撤性とした

が，抜歯を行うと，犬歯周囲骨も減少し，顎裂部が拡大してしまうので根面板にして保存した（図117）．

図118は完成したブリッジであるが，固定性ブリッジを適用するには清掃性に不安がある症例では，磁性アタッチメントを使用し，不潔になりやすい支台歯や顎堤の欠損部のみを可撤性にする方法も有効である．

ポンティック部のバー上面にKB法によりキーパーを2個設置し，バー側面など可撤部の着脱方向を考慮しミリングを行い，強度と維持力を増した．陶材焼付鋳造冠ブリッジのポンティック部粘膜面は完全自浄型にして十分な清掃を指導した．

［経過］

磁性アタッチメントも側方力に対する抵抗形態を与えることで，リジットで強固な維持装

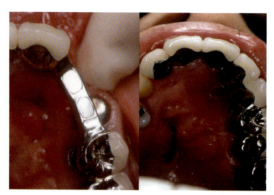

図119 ブリッジを装着した咬合面観だが，欠損部に設置したバー上面と一致させた2つの磁性アタッチメントとバー側面で可撤部の維持安定を求めた

置として使用することが可能である．図119は咬合面観であるが，ポンティック部に設置したバー上面とキーパー面を一致させてあり，ポンティック部の可撤性義歯は残遺孔を塞ぎ，良好な機能回復が得られた．

4）顔面補綴

　顎顔面欠損治療の一つに顔面補綴（エピテーゼ）がある．エピテーゼの材料としては，シリコーン樹脂を用いるのが最も一般的である．エピテーゼを顔面に固定する方法としては，専用の接着剤や顔面インプラントが用いられている．エピテーゼの維持源として顔面インプラントの報告が増えてきたが，この種の患者さんは放射線照射治療を受けている場合も多く，口腔内と違い清掃も容易でなく，インプラントの失敗を招く懸念があるので，慎重な使用が必要である．

症例　1：上顎および顔面欠損症例

[現症・治療方針・処置]

　図120は上顎腫瘍摘出により口蓋と顔面頰側に欠損が生じ，口腔内の欠損と顔面の欠損が交通している症例である．このような症例は顎義歯とエピテーゼを連結して，エピテーゼにより顎義歯の維持を助けることが一般的である．

　これらの連結には磁性アタッチメントを用いると便利なことが多い．磁性アタッチメントは着脱の方向性にとらわれないので，複雑な構造を必要とするときには有用な装置である（図121）．頰側の顔面欠損は開閉口時に形態が変化するので，エピテーゼにスリットを入れ内側にシリコーン膜を付与し，動きに追従するようにした．

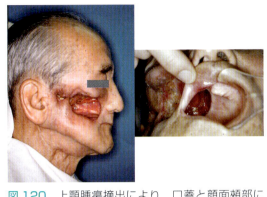

図120　上顎腫瘍摘出により，口蓋と顔面頬部に欠損が生じた症例

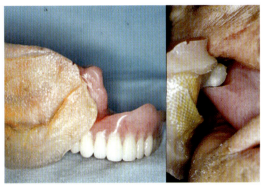

図121　顎義歯とエピテーゼを磁性アタッチメントにより連結し，エピテーゼの維持により顎義歯を安定させる

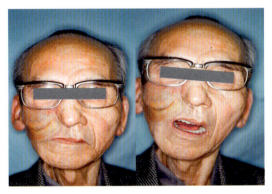

図122　開閉口においても顎義歯の維持が得られ，機能回復が得られた

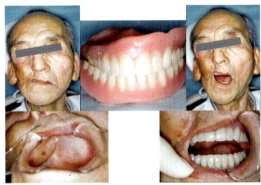

図123　皮弁により欠損部が修復され，顎義歯を再製作した

[経過]

　図122は顎義歯とエピテーゼを装着したところである．開閉口にもエピテーゼが追従し，顎義歯の維持も良好であり，審美的にも機能的にも良好な結果が得られた．その後メインテナンスを行っていたが，数か月間来院しない時があり，再度来院した時の状態が図123であった．皮弁移植を受け口蓋と頬は閉鎖されており，患者さんにとっては最良の結果と思われるが，顎義歯の再製作は一苦労であった．

　顔面補綴処置を必要とする患者さんは社会復帰に対しても臆病な人も多く，心理的，精神的にも大きなストレスをもつことが少なくない．十分な機能回復，審美性の回復を獲得し社会復帰の一助となるには補綴処置のみでは不十分である．口腔外科，放射線科，形成外科，整形外科，耳鼻科，言語治療科等，多くの診療科のチーム医療が必要である．

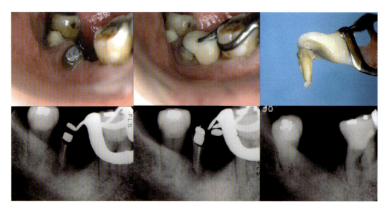

図124 磁性アタッチメントの吸引力を利用し，被曝患者さんの抜歯を行った

5）放射線治療

　悪性腫瘍治療には放射線治療を受けている患者さんも多い．被曝すると骨の活性が落ち，骨が侵襲を受けると放射線性壊死を起こす可能性が高い．放射線量が 60Gy 以上の被曝ではリスクが高いといわれているが，放射線治療のほとんどはそれ以上の照射が行われている．放射線治療術前に，術後不安な歯などは口腔内のリスクを減らすために術前抜歯などを行うことを勧めている．しかし，被曝をした患者さんにおいても抜歯を必要とすることもある．

症例　1：被曝患者の抜歯症例

［現症・治療方針・処置］

　図124 は磁性アタッチメントの磁力を利用して，被曝患者の抜歯を行った症例である．抜歯を行う歯根に磁石構造体を付け，義歯をアンカーとして利用した．歯根の磁石構造体と 1.0mm のスチール板を介在させキーパーを義歯に設置する．つまり両者間に 1.0mm の隙間を作り，磁力により歯根を挺出させる．キーパーと磁石構造体が接したら，隙間ができるように磁石構造体を再度装着し直し，繰り返してゆく．本症例は歯根の尖端が少し湾曲しており，4か月の間に7回の再装着を行い，抜歯を完了した．

［経過］

　抜歯直後も抜歯窩は軟組織に覆われ，出血もほとんど見られず，無事完了した．歯の挺出や移動に磁性アタッチメントを使用する報告は矯正治療においても多くなされている．

6. 義歯修理

症例 1：部分床義歯支台歯脱離の修理

[現症・治療方針・処置]

図 125 は下顎左側遊離端義歯を装着していた症例であり，右側の第二小臼歯と第一大臼歯に間接維持装置が付与されていたが，第二小臼歯の鋳造冠が脱離し，修理を希望して来院した．歯冠補綴を再製作し，新義歯を製作することを勧めたが，義歯は高額であり，長年使用し調子がいいのでこのまま使用したいとのことであった．

脱離した第二小臼歯に設置されていたクラスプにメタル処理を行い，常温重合レジンを添加し歯冠形態を義歯に回復させた（図 126）．次に残存した歯根にキーパー付根面板を装着した．その際，旧義歯の着脱方向を阻害しないように根面板は顎堤に沿って側面が歯肉縁を越えないように配慮した（図 127）．常温重合レジンにより回復した歯冠の中に磁石構造体をキーパーに合わせて埋入した（図 128）．埋入に際しては義歯が浮き上がらないように注意が必要であるが，患者さんは長年使用していた義歯であり，義歯の戻りを確認することは容易である．図 129 は，旧義歯に磁性アタッチメントを利用して修理した支台歯部である．

[経過]

磁性アタッチメントにより維持力が増強され，方向性の自由度が大きな磁性アタッチメントにより，義歯の着脱も従来と変わらず，患者さんの満足が得られた（図 130）．

装着されている可撤性の補綴装置の維持に修理や追加が必要なときには，着脱方向の自由度が大きく，修理の可撤装置の着脱を阻害せず，確実に維持力が得られる磁性アタッチメントは製作も容易で患者の負担も少なく，有効なアイテムである．

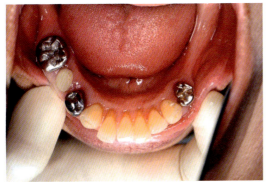

図 125　間接維持装置の支台歯第二小臼歯の歯冠補綴が脱離した症例

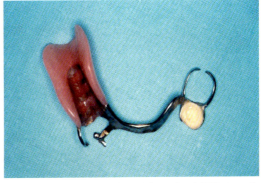

図 126　維持装置に常温重合レジンを添加し，歯冠部を補填した

第4章　症例

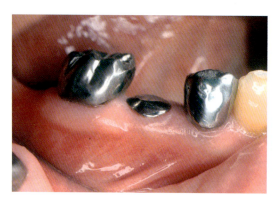

図127　歯冠が脱離した支台歯部位に顎堤に沿ったキーパー付根面板を製作

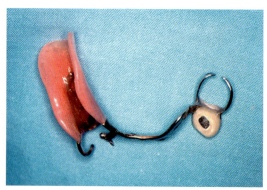

図128　補塡した常温重合レジンに磁石構造体を組み込み維持安定を回復

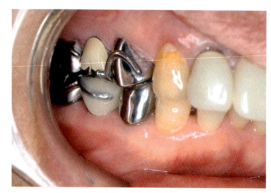

図129　脱離した歯冠部を常温重合レジンと磁性アタッチメントにより修復

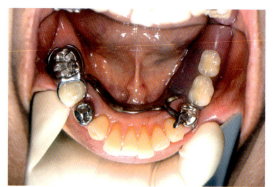

図130　使用していた義歯の着脱，適合に影響なく修理が行える

症例　2：コーヌス義歯内冠脱離の修理

[現症・治療方針・処置]

　図131はコーヌス冠を維持装置とした上顎顎義歯であるが，2本の装置のうち1本の内冠が脱離し来院した症例である．脱離した根管内には軟化象牙質もあり，再形成が必要であった．外冠の内面に合わせて内冠を製作しても，適切な維持力を得ることは困難である．そこで，外冠の中にキーパー付コーヌス様内冠と磁石構造体が収まるよう磁性アタッチメントを用いて，修理することとした．

　支台歯の再形成を行い（図132），通法に従って根面の印象を採得し，キーパー付コーヌス様内冠を製作した．その際，脱離した内冠の形態を知るために外冠の中の陰型を採り，そこにキーパー付コーヌス様内冠と磁石構造体が収まるよう製作した（図133）．装着感がいいとのことで患者さんの希望もあり，残りの1本も同様に製作した（図134）．磁石構造体

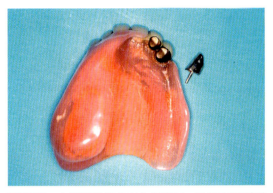

図131 上顎顎義歯の支台歯のコーヌス内冠が脱離した症例

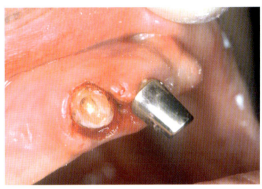

図132 MT冠を製作するための支台歯再形成を行う

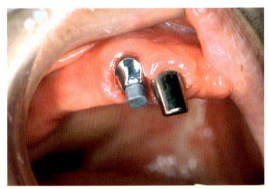

図133 使用していたコーヌス外冠にMT冠内冠と磁石構造体が収まるようにする

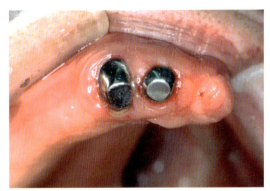

図134 隣在のコーヌス冠も維持力回復のため同様の処置をした

を外冠内面に接着性レジンセメントを用いて設置した（図135）．

[経過]

　修理前と同様に強い維持力が回復し，顎義歯の安定が得られた（図136）．しかし，術後を考えるとMT冠様ではなく，義歯の維持力が多少弱くても高径の低いキーパー付根面板にした方が，支台歯に優しく，本症例のように支台歯の負担が大きな顎義歯の場合はよかったかもしれないが，一般的なコーヌス冠の修理には本法は非常に有用である．また，コーヌス冠の維持力が弱くなり修正が必要なときもMT冠は確実な維持力の回復が得られる方法として推奨する．

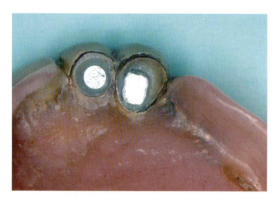

図135 支台歯の大きさに合わせ2種類の磁性アタッチメントを使用した

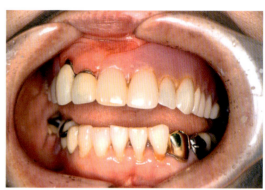

図136 コーヌス冠の修理に磁性アタッチメントは確実な維持力が得られ有効である

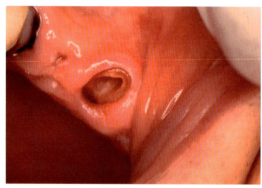

図137 ポストキーパー使用時の支台歯形成は，キーパー付根面板と同様である

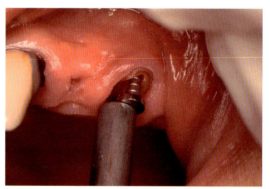

図138 ポストキーパーの表面が歯肉縁になるようポスト長さを調整する

症例 3：ポストキーパーを用いた義歯修理

[現症・治療方針・処置]

図137の症例は，高齢の患者さんで義歯の支台歯冠が脱離し，脱離冠を再合着するには歯冠が崩壊しており困難であった．そこで，軟化象牙質を除去し，ポストキーパーを用い磁性アタッチメントにより義歯を修理することとした．

形成した支台歯にポストキーパーを試適し，ポストキーパーの表面が歯肉縁になるようポスト部の切断等を行い，長さの調整をする（図138）．コンポジットレジンの充填と同様に通法に従い，エッチング，歯面処理を行い，ポストキーパーをコンポジットレジンにより固定する（図139）．使用していた義歯の着脱方向を考慮しながら軸面を研磨し（図140），仕上げる．ポストキーパーの表面の大きさに適した磁石構造体を設置して（図141），使用していた義歯に常温重合レジンを用いて修理し（図142），完成させる．

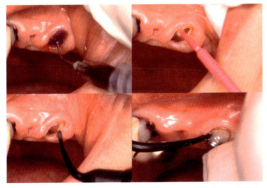

図139 コンポジットレジン充填と同様の処置を行い，充填時にポストキーパーを固定する

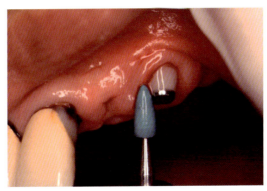

図140 軸面をなだらかに仕上げ，旧義歯の着脱方向に配慮する

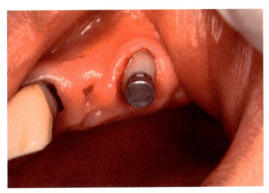

図141 磁石構造体は義歯修理と同様の方法で義歯に組み込む

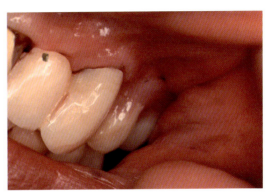

図142 歯冠部を常温重合レジンと磁性アタッチメントにより修復

［経過］

　図143はポストキーパーを用いて3年経過している症例であるが，基本的にはキーパー付根面板と同様に床縁などの注意は必要である（図144, 145）．高齢社会においては義歯修理をその場で完成させ，確実な維持力が得られ，患者さんの負担が少ない義歯修理が行える一方法である．

　磁性アタッチメントのアイテムの一つにポストキーパーがある（図146）．これは暫間的に磁性アタッチメントに使用する場合のものであるが，通院が困難な患者さんなどに用いると有用な場合もある．

第4章　症例

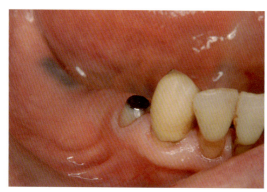

図143　ポストキーパーをコンポジットレジンで固定した3年経過症例

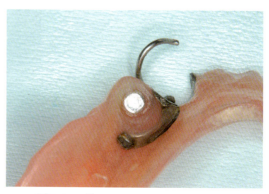

図144　修理した3年経過の義歯内面

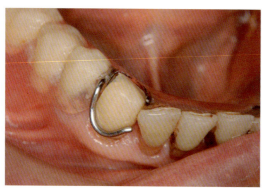

図145　義歯の維持と支持が磁性アタッチメントにより得られている

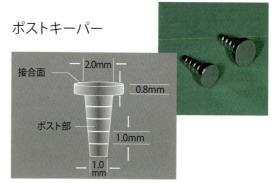

図146　支台歯に直接使用が可能なキーパーとポストが一体となったポストキーパー

第5章

問題点への対応

1. MRIへの対応

　磁性アタッチメントに唯一の臨床的問題点があるとしたらMRI（Magnetic Resonance Imaging）の撮像に影響があることである（図1）．1988年に口腔内にキーパー付根面板を装着している患者さんのMR-CT画像にアーチファクトが生ずることが報告されて以来，基礎的，臨床的研究が行われ，種々報告されている．

　図2は寒天ファントムを用いてMR撮像時のシーケンスを変えキーパーに対するアーチファクトの状態を観察したもので，金銀パラジウム合金の全部鋳造冠に比べ影響の大きいことがわかる．医科用体内インプラントとして体内に装着される金属には，国際規格に制定されている安全性に関する試験を通過することが要求されている．しかし，体内金属に対するさまざまな情報が統一されていないのが現状である．検査現場では，体内に留置されている金属への対応の基本は，添付文書であるが，そのような情報の不統一は大きな問題であり，早急に統一されるべきである．

　近年のMRIの普及と脳ドッグ利用者などの増加に伴い，磁性アタッチメント，殊にキー

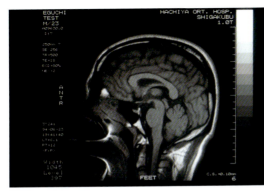

図1　上顎第二大臼歯に設置したキーパーによるMR画像に生じたアーチファクト

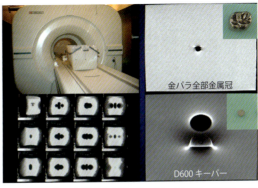

図2　金パラ全部金属冠に比べ大きなアーチファクトが検出された模型実験

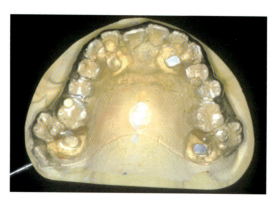

図3 アーチファクト実験用に製作した上顎第二大臼歯にキーパーを設置したシーネ

パー装着者に対するMR撮像時の安全基準マニュアルの作成が喫緊の課題となっていた．そこで，2012年に「磁性アタッチメントとMRI」の表題で日本磁気歯科学会が歯科用磁性アタッチメント装着時のMRI安全基準マニュアルを公開しているので，その概略を紹介する．

1）アーチファクト

被験者の口腔内にシーネ（図3）を用いて上顎の第二大臼歯の遠心にキーパーを設置し，MRIの撮像時のアーチファクトの状態を検査した．つまり，口腔内において磁性アタッチメントを用いる場合で，最も脳に近い部位を想定して実験を行った．

ルーチンモード同士を比較すると3Tの高磁場装置よりも0.3Tの低磁場装置の方がアーチファクトは大きくなり，スピンエコー法（SE法）では，アーチファクトの大きさは，おおよそ半径4cmから8cmであると予想されること，T2強調画像の方がT1強調画像よりも大きいこと，などの結論が得られた．

横断（図4）と前頭断（図5）におけるアーチファクトの一例を示す．赤い部分にアーチファクトが生じ画像が乱れる．アーチファクトによる読像不能の可能性はキーパー設置部位と読像部位により影響する場合がある．しかし，脳，脳幹等の読像は可能である．

2）偏向力

MRIの撮像時に，患者さんのヘアピンなど金属製の物が機械の磁力に吸い寄せられ飛んでいくといわれる．このような力が偏向力といわれる．図6はこの偏向力を計算するもので，金属の重量も大きな要素となる．偏向度が45°以内であれば安全範囲以内とされる．キーパーは強磁性体であり，大きな偏向力を受けることが推測される．

図7のグラフはD400，D600，D1000（それぞれ約400，600，1000gfの吸引力を有する磁性アタッチメントのキーパー）で大きさや重量が異なる．キーパーは重量が軽く，偏向力は

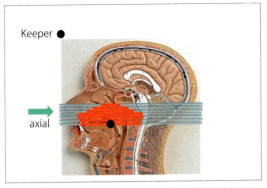

図4 上顎第二大臼歯にキーパー設置時の前後方向への最大アーチファクト

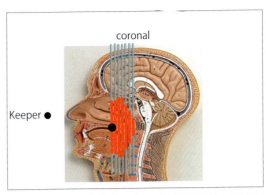

図5 上顎第二大臼歯にキーパー設置時の上下方向への最大アーチファクト

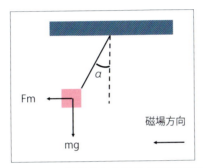

$Fm = mg \tan \alpha$
α：偏向度
Fm：偏向力
mg：重量

図6 MR撮像時に生じる金属を引き付ける偏向力の計算式

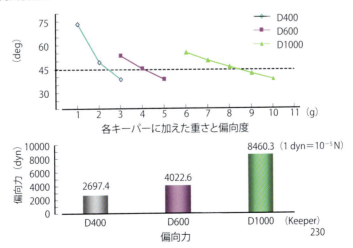

図7 現行のキーパーは10gの加重で偏向力を抑制できる

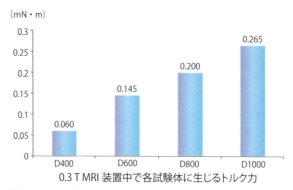

図8 キーパーに生じるトルク力は3TのMRI装置でも2.65mN・m程度で問題はない

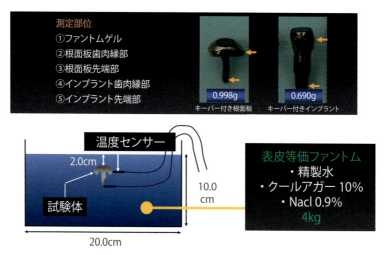

図9 MR撮像時の発熱に関する実験装置と試料

安全基準範囲外であったが，D1000で9g，D600で5g，D400で3g以上の加重で安全範囲圏内に入った．セメントは仮着剤であっても1000gf以上の合着力を有するので，確実に根面板に合着されていれば問題はないと考えられる．

偏向力と同様にキーパーに回転力，つまりトルクがかかる可能性がある．測定結果を図8に示すが3.0T MRI装置中において，重量が最も大きくトルクの影響を受けるD1000キーパーには2.65mN・m程度のトルク力が生じることが想定された．偏向力，トルクに関しては，キーパーが根面板に合着されている場合，MR検査中に受ける磁場の力学的影響は小さいため，キーパー脱落の恐れはない．

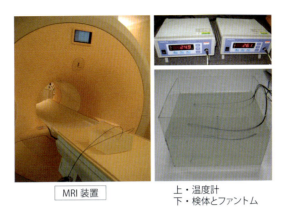

図10 発熱検査の試験風景

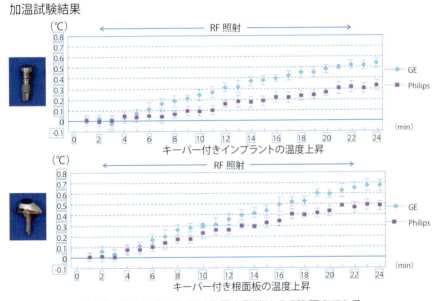

図11 臨床条件下における最大発熱は0.8℃程度である

3）発熱

　体内に装着されているキーパーがMRIの検査におけるラジオ波によって発熱し，患者さんに障害をもたらさないか加温試験を行った．図9は試験方法と検査試料であるが，試料はキーパーを設置した口腔インプラントと金銀パラジウムを用いたキーパー付根面板である．人体等価ファントム内に資料を入れ，ラジオ波の影響を最も受けやすいシーケンスを設定して行った．図10は実際の試験風景である．MR装置はGE社製とPhilips社製3.0TMR装置を用いた．

　図11に試験結果をしめす．発熱に関しては，発熱が最も大きかったのは，GE社製の0.8℃

第5章　問題点への対応

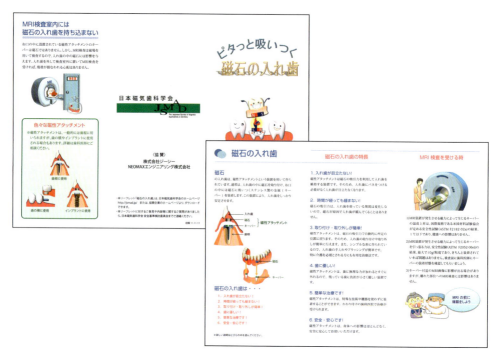

図12　日本磁気歯科学会が提供しているMRIに対する説明書

であったが，臨床での照射時間を6分程度とすると0.2～0.3℃であり，0.5℃までを許容範囲とすると，照射時間15分までは安全範囲である．キーパーの発熱による火傷の可能性は温度上昇が基準内であり問題がない．

4）MRI撮影時のための患者説明

①MRI装置が発生させる磁力によって生じるキーパーの温度上昇は，国際規格である米国材料試験協会が定める安全性試験（ASTM F2182-02a）の結果，1℃以下であり，健康への影響はない．

②MRI装置によって生じるキーパーを引っ張る力は，安全性試験（ASTM F2052-06el）の結果，最大で10gf程度であり，きちんと装着されていれば問題はない．

③キーパー付近のMRI画像に影響が出るが，離れた部位へのMRI検査には影響はない．

④MRI検査室内に磁石の入れ歯を持ち込むと，義歯の磁石構造体に影響を与える．義歯を外して検査室外に置き，MRI検査を受ければ，吸着力が損なわれる心配はない．

上記の説明は日本磁気歯科学会のホームページ（http://jsmad.jp/）からリーフレット（図12）がダウンロードできる．しかし，どうしてもキーパーを除去する必要があるときは，KB法により根面板にセメントで合着されたキーパーを容易に撤去し，MR撮影後に新たな

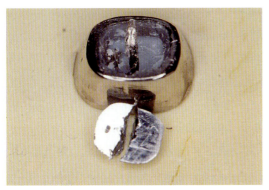

図13 KB法によりセメント合着されたキーパーは，容易に根面板より撤去が可能

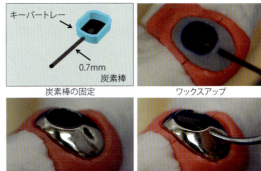

図14 可撤式キーパー根面板の製作方法

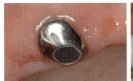 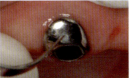 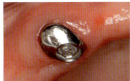 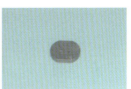

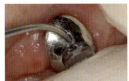 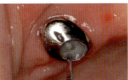 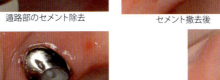 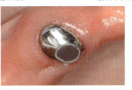

図15 可撤式キーパー根面板からキーパーを脱離させる術式

図16 MRI検査後キーパーを再合着させたキーパー付根面板

キーパーを再合着することも可能である（図13）．MRIの検査を頻繁に行う患者さんに磁性アタッチメントをあえて使用することもなく，他の対応を考慮した方がいいかもしれない．

　もし，そのような患者さんにあえて使用する場合は，キーパー根面板を製作する際にキーパートレーに穴をあけ，そこにシャープペンシルの芯（炭素棒）を刺し，そのままワックスアップを行い完成させる．キーパーを外す際は，その穴から探針により合着後のキーパーを押し上げ取り外し，MRIの検査後外したキーパーを再合着することができる（図14）．

　図15と図16は臨床例を示す．数回のキーパー出し入れを行った患者さんである．

2. 維持力が発揮されないときの対応

　磁性アタッチメントは磁石本体を内蔵する磁石構造体と，これに吸着する磁性ステンレス板であるキーパーとから構成されている．この磁石構造体の吸着面とキーパーが密着すれば，必ずその維持力が出る．通常は前者を義歯床内に，後者を支台歯の根面板内に組み込み，両者の磁気的な吸引力を義歯の維持力として利用するものである．

　磁石の力は本質的に消耗するものではない．特に磁性アタッチメントに使用している希土類磁石は，数十年の単位でその性能が劣化しないとされている．この吸引力は垂直的な離脱方向に対し，その磁力を最大限に発揮するが，離脱方向に傾斜角度が付くほど減衰されるので，義歯全体としての維持に対する設計上の注意が必要である．

　磁石構造体の義歯床への合着後に維持力が出ない場合は，磁石構造体とキーパーが密着していることの確認が必要である．磁石構造体の吸着面とキーパー吸着面の間にわずかな空隙があると本来の維持力は出ない．この間隙をエアーギャップといい，0.1mm程度の隙間でも維持力は半減する．臨床では適合診査材で確認して，隙間があれば磁石構造体周囲のレジンのバリ（図17），根面板周囲のバリ等（図18）エアーギャップが生じる要因を除去する必要がある．

　また，磁石構造体を義歯床内に合着するときに使用する常温重合レジンは硬化時に収縮するため，レジンの量が多すぎると重合収縮により磁石構造体が引かれ，キーパーとの間にエアーギャップが生じることもある．磁力が発揮されない場合は，磁石構造体の吸着面とキーパー吸着面の間に適合診査材のフィットチェッカー等を用いて確認を行う必要がある（図19）．吸着面の密着を阻害している部位を削合し，調整する．これらの事項に注意すれば維持力は発揮される．

　まれに長期間の使用により磁性アタッチメントのキーパーの表面性状が粗造になるに従

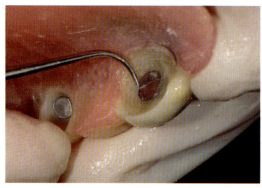

図17　吸引力が弱い場合は，磁石構造体周囲にレジンのバリがないことを確認する

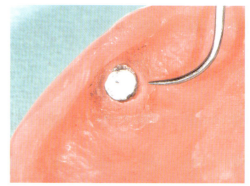

図18　根面板周囲に対応する義歯内面にレジンのバリがないことを確認する

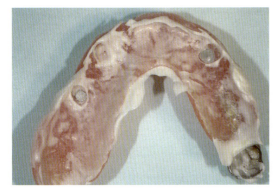

図19　磁石構造体表面がキーパーに密着しているか，適合診査材等で確認する

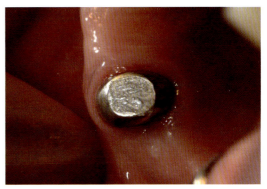

図20　キーパー表面の面荒れや変形を確認する

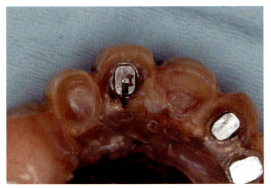

図21　磁石構造体から磁石本体が露出すると腐食が生じ，磁力は喪失する

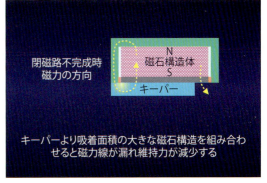

図22　キーパー表面より面積の大きな磁石構造体を使用すると維持力が減衰する

い，磁石構造体との維持力が低下することがあると報告されている．口腔内で長期使用されたキーパー表面には，面荒れおよびうねりが生じていることがある（図20）．根面板製作の項でも記載したが，このキーパー表面をシリコーン等の回転バーで研磨すると逆にうねりが大きくなり，維持力は回復されない．面やすり，耐水研磨紙などで研磨平面ができれば維持力も回復される可能性がある．

　使用中の磁性アタッチメントの急な維持力の低下で考えられる原因は，磁石構造体をバーなどで切削してしまい，構造体外壁のヨークを壊し，中の磁石本体が露出した場合の腐食が懸念される（図21）．ヨークは0.3mm程度の厚みなので注意が必要である．腐食した磁石は交換が必要である．磁石構造体のみを交換する際に注意することは，より強い磁力を求め，キーパー吸着面よりも大きな磁石構造体を組み合わせると，磁性アタッチメントの閉磁路が崩れ，維持力の減少が生じることである（図22）．

　また，MRI検査時に，義歯を装着したまま検査を受けると，義歯の磁石に影響を与える．

MRIの強磁場が磁石構造体の磁石の磁場を乱れさせ，磁力が減衰することがある．義歯を外して検査室外に置き，MRI検査を受ければ，維持力が損なわれる心配はない．基本的に磁力を失った磁石構造体は交換する必要がある．

3. 歯周組織への対応

　根面板の形態や粘膜面の適合，義歯床縁等が適切に処理されていても根面板のマージンが縁上に露出し，歯肉退縮が見られる場合は根面板装着前の歯周処置が不足していることが考えられる．根面板にする状態の支台歯は，歯周ポケットも深く歯周状態の悪い場合が多い．さらに，オーバーデンチャーによる歯周組織に対する侵襲等を考えると支台歯形成の前に歯周状態を改善すればいいのだが，臨床では歯周処置と同時に補綴処置を行わざる得ない場合がある．そのような場合，支台歯形成時には歯周ポケット底まで形成を行い歯周ポケットの掻爬を兼ね，この時点での支台歯印象採得は行わず，支台歯形成後にテンポラリーの根面板を常温重合レジンで製作し，装着する．そして，歯周組織の安定した状態を確認し，この時点で歯肉が退縮し，支台歯フィニッシュラインが歯肉縁上になった場合は再形成を行い，印象採得を行う．

　また，根面板周囲の歯肉溝にレジンが侵入した状態で，オーバーデンチャー内面が完成されている場合は，辺縁歯肉への過度な刺激により歯肉退縮をおこすことがある．根面板を床内面で覆う場合は歯肉溝部に一層のリリーフをして（図23），刺激を回避する必要がある．

　「義歯床縁の位置」（p.25）の項で記載したが，床縁が根面板辺縁と一致する場合は床縁がオーバーしないように注意が必要である（図24）．磁性アタッチメントを小臼歯ならび前歯に使用する場合，支台歯となる歯根の唇，頬側歯肉の膨隆により義歯床が入るスペースが不足する場合があり，義歯床縁の位置の設計には注意を要する．この部位の義歯床縁を歯肉頬

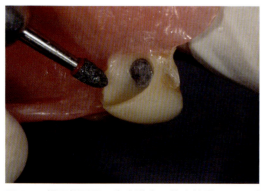

図23　根面板周囲の歯肉溝内に義歯粘膜面のレジンが挿入されないようリリーフする

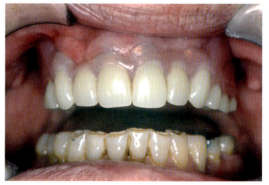

図24　床縁が根面板辺縁の歯肉溝に一致する場合は，辺縁を越えないようにする

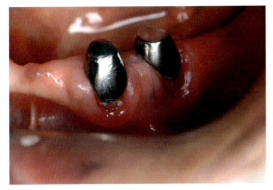

図25 長い唇側床縁は根面板辺縁歯肉を侵襲し，歯肉退縮が生じる

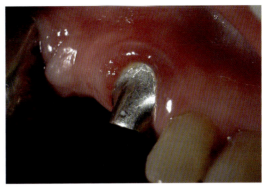

図26 床縁の適合が悪く発赤した根面板辺縁歯肉

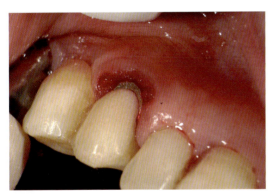

図27 辺縁歯肉の改善のため，床縁を短くする

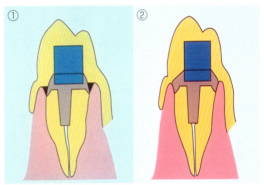

図28 根面板辺縁形態は周囲歯肉形態に注意し，②のように製作する

移行部まで延長すると，膨隆部下の義歯床内面にはアンダーカットが存在するため食物残渣が停滞しやすくなる．さらに，義歯着脱時に支台歯の唇頬側マージンの歯肉が侵襲されやすくなる（図25）．義歯装着後，根面板周囲の歯肉に発赤腫脹が見られたら（図26），義歯床縁の位置を根面板の唇，頬側マージンに一致させるか，少し縁上にして歯周ケアを行う必要がある（図27）．根面板の形態が図28①のように，周囲歯肉形態を考慮せず製作すると歯肉退縮が早期に生じるので，「根面板の製作」の項（p.14）でも記載したが歯肉付模型を用い歯肉の形態を配慮する必要がある（図28②）．

磁性アタッチメントは根面アタッチメントを基本形態としているので，オーバーデンチャーの不利な点にも配慮して製作する必要がある．オーバーデンチャーの問題点として，根面板周囲の歯周組織に対する義歯床の侵襲が挙げられる．床形態によっては歯周疾患が誘発され，支台歯に動揺をきたすこともある．

4. 支台歯への対応

　磁性アタッチメントを有髄歯に使用したい場合は，歯冠外アタッチメントとして用いることになる．この場合支台歯は骨植に問題がなく，種々の維持装置の支台歯になりうる状態であることが望ましい．歯冠外アタッチメントを使用する場合は，可能であれば負担応力的にも数本の支台歯を連結する．また，MT冠に使用したい場合もリジットな維持力や側方圧に対する負担にも耐えうる支台歯を選択する必要がある．多くの場合はオーバーデンチャーの支台歯として，多少骨植に不安があるような無髄歯に用いることが多いが，支台歯に動揺が見られる場合や，義歯全体の支持あるいは咬合のバランスが悪い場合は，義歯製作時に十分それらの問題点を改善する必要がある．

　また，オーバーデンチャーの支台としてのアタッチメントは機能時には常に咬合圧を受けることになるので，義歯床と粘膜との適合が重要である．粘膜面の不適合な義歯を使用することは磁性アタッチメントが支点となり，負担過重が生じ早期に支台歯が動揺をきたすこともある．

　不適合が確認された時点で支台歯のためにも早期のリラインが必要である．もし，支台歯が垂直的に動揺するときには保存が困難であるが，水平的な動揺であれば，磁石構造体を外し，根面板が義歯内面と接触しないように内面を削合し，義歯自体の適合を確認し，支台歯の歯周処置を行うことを勧める．その後，改善されたら再度磁石構造体を装着することも可能となる．

5. 磁石構造体脱離への対応

　磁性アタッチメントが使用中に脱離したり，根面板部分で床が破損することを経験することがある．レジン床のオーバーデンチャーに設置する場合には，支台歯となる根面板上面と対合歯との間に磁石構造体が入る十分なスペースが必要となる．レジン床義歯に組み込む場合は根面板上面から5mm以上のクリアランスがないと，義歯装着後，経年的にレジンの薄い部分が破損したり（図29），常温重合レジンの劣化や表面処理不足で磁石構造体が脱離することがある（図30）．

　磁石構造体が義歯床から脱離しないためには，たわみが出にくいレジンの量も必要だが磁石構造体外側の磁性ステンレスとレジンとの接着も大切である．基本的にレジンと金属は弾性係数も大きく異なり，両者の界面で剥離する可能性は高いので十分な表面処理は不可欠である．現在，外側はサンドブラスト処理が行われている製品が多く，レジンとの接着に関しては接着プライマー処理後に表面を汚さなければ機械的，化学的な表面処理は十分である．レジンが破損し，脱離した磁石構造体を見るとレジンが磁石構造体の表面に付着し，凝集破

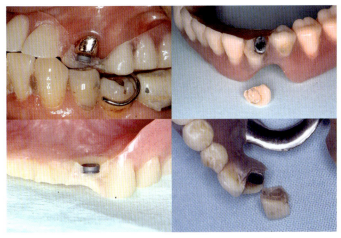

図29 スペース不足による磁石構造体上部の義歯破折

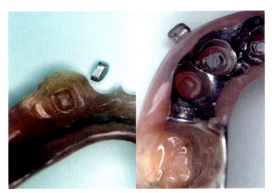

図30 接着処理不足と思われる磁石構造体の脱離

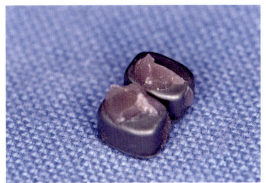

図31 義歯破折により脱離した磁石構造体表面にレジンの凝集破壊が見られる

壊している像も見られるので（図31），脱離した磁石構造体の接着表面を汚す可能性は患者さんの唾液や術者の手指が考えられる．

　根面板部分で床が破損する原因は，義歯床の不適合により根面板が支点となり応力が集中することが一番に考えられる．レジン床義歯で注意したい点として，キーパー付根面板は義歯に合着された磁石構造体と常に吸着しており，機能時には圧が加わっているため歯根膜支持と粘膜支持のバランスを確認する必要がある．具体的には適合診査材で調べることになるが，まず，手指により義歯に動揺がないことを確認することが大切であり，必要に応じてリラインを行う．

　また，スペース不足で力学的に脆弱な場合は鋳造用のハウジングパターンを用いて義歯を補強し，レジン床においても補綴装置に組み込むことで磁石構造体の脱離は防げ，経時的に

第 5 章　問題点への対応

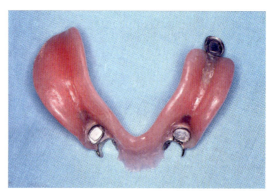

図 32　ハウジングパターンを使用し補強したレジン床粘膜面観

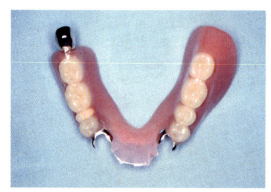

図 33　ハウジングパターンを使用し補強したレジン床咬合面観

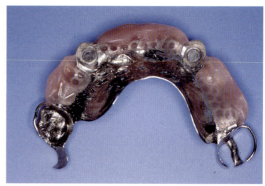

図 34　ハウジングパターンを使用した磁性アタッチメントの金属床内面

も問題が生じにくくなる（図 32, 33）．このハウジングパターンを使用すると，対合歯とのクリアランスの少ない症例でも 3mm 程度あれば磁性アタッチメントの利用が可能となる．ハウジングを用いて金属床に組み入れた磁性アタッチメントの場合は脱離や破折はほとんど生じない（図 34）．

第6章

メインテナンス

　磁性アタッチメントは非常に有用な維持装置であるが，単なる部分床義歯の維持装置の一種である．設置された部分床義歯に動揺や不適合が生じていると支台歯や残存口腔内組織に悪影響を及ぼすことは容易に想像ができる．また，人工歯は使用する素材により経時的な差はあるにしろ，必ず咬耗するものであるから放置しておくと残存歯への負担過重が生じたり，咬合のバランスを崩していくことになる．さらに口腔内の清掃が悪ければ，義歯を装着していない人に比べ，格段に汚れがひどくなる．

　特にオーバーデンチャーは義歯床下に根面板が設置されており，このような部分床義歯を装着している患者さんのメインテナンスにおいては，歯周管理も大切であるが義歯装着患者さんにとって大切なのは，義歯の安定と残存歯の保全と咬合のバランスが義歯装着当初を維持し続けるようにメインテナンスを行うことである．もし，義歯や残存歯等の口腔内状態が変化した場合は早期に修復し，バランスを取ることが大切である．そのためには定期的なメインテナンスによる口腔内のチェックが必要である．

1．歯周組織の管理

1）ブラッシングの確認

　根面板はクラウンと異なり歯ブラシの毛先が歯頸部に収束しにくく，患者さん自身磨けているという確信が得にくい．一般的な歯ブラシ指導は歯ブラシの頭が小さく，部位別の歯面に毛先をあてブラッシングを行うように指導しているようだが，鏡を見ながらヘッドの小さな歯ブラシを用い，ピンポイントでブラッシングを行うには，かなりのモチベーションが必要である．高径の低い根面板のブラッシングは一般的な方法では，装着後清掃不良なことが多い（図1）．歯周科や歯科衛生士には叱られそうだが，ブラッシングのしにくい根面板や口腔全体的にはヘッドの大きな歯ブラシの方が毛先のどこかが歯面に触れ，効果があるようである（図2）．その他のケアは一般的な部分床義歯装着患者と同様である．そして，年に2〜3回のメインテナンスを受診する習慣を指導することが大切である．

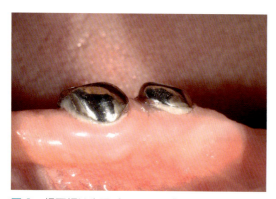

図1　根面板は歯冠がないためブラッシングは困難である

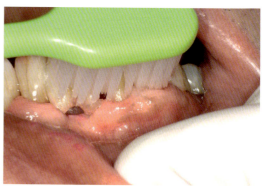

図2　植毛の多い歯ブラシの方が根面板の清掃には適している

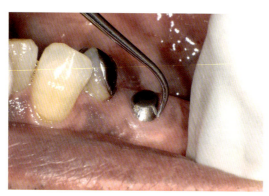

図3　スケーリング時に歯周ポケットの深さも確認する

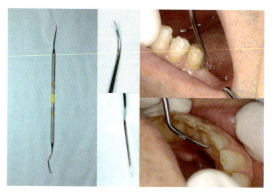

図4　スケーラーとして，両刃のセメント除去用探針は有用である

2）スケーリング

　メインテナンスにおけるスケーリングでは，歯周管理と歯肉縁下のプラーク・歯石の除去を行いながらポケットの深さを確認している（図3）．特に根面板は負担が大きいとポケットも深くなりがちなので，注意が必要である．汚れが強い部位は患者に確認させることも大切である．セメント除去用探針をメインテナンスの基本器具の一つにして，スケーリングに使用すると便利である（図4）．もちろん，歯肉が発赤し歯周炎が生じている場合はキュレット等積極的な歯周処置を行うが，その際は一週間後の再来院を患者に指導し，コントロールすることも大切なメインテナンスである．

3）機械的歯面清掃

　スケーリング後の歯面を回転ブラシと研磨剤により研磨を行い（図5），滑沢にしてプラークの再付着を防止すると共に患者さんに爽快感を与え，再来院を意識させる．

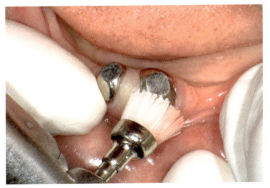

図5 機械的な歯面清掃は，患者さんに爽快感も与える

2. 残存歯の管理

　義歯が装着された口腔内は食物残渣が停滞しやすく，残存歯のう蝕罹患率は増加する．支台歯は他の残存歯よりその比率が高く，特にオーバーデンチャーの根面板は唾液の潤滑も悪く，歯周炎やカリエス罹患に注意が必要である．スケーリングをしながら残存歯質のカリエス罹患，根面板マージン部の二次カリエス等の確認を行う．着色や初期のカリエスであれば安易に処置をせず，患者さんに認知させブラッシングの重要性を説明し，メインテナンスごとに再確認を行いながら進行状況により処置を行う．

　一般的に根面板支台歯フィニッシュラインはセメント質，象牙質に設定せざる得ない場合が多く，エナメル質マージンと異なり経時的に変化しやすく，二次カリエスや根面板のマージン適合の再確認も必要である（図6）．また，スケーリングにより，セメント質にはシャーピー線維の走行に沿った亀裂が生じたり，セメント質が削除され象牙質が露出することもあるので（図7），歯周ケアと同時にカリエスケアも大切である．根面板マージンと支台歯に不適合が生じた場合は，コンポジットレジン等により早期に充塡処置を行い進行を止める必要がある．近年は充塡材もよいので，しっかりと罹患部を露出させ（図8），処置を行うことがよい（図9）．

　また，残存歯や支台歯の動揺も手指で確認し異常を感じた場合は（図10），咬合，義歯の適合等注意深く確認し，それぞれに対応する処置が重要なメインテナンスとなる．治療当初から状態が悪いが，患者さんの希望で根面板として保存している残存歯は義歯の不適合，義歯着脱時のガイドや咬合のバランスが損なわれていると良好な経過は望めないので注意が必要である．

第6章　メインテナンス

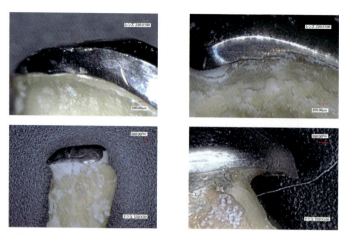

図6　根面板のマージンはセメント質や象牙質になることが多い

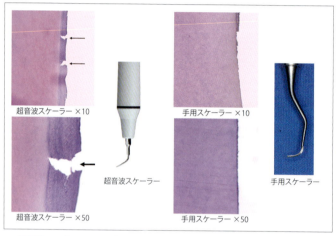

図7　スケーリングによりマージン歯質が欠けることもある

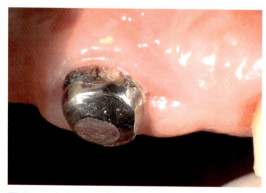

図8　二次カリエス等は根面板を削除しても，確実に軟化象牙質を除去する

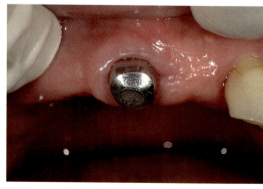

図9　コンポジットレジン充填によるマージン修正

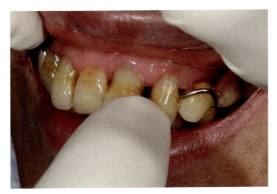

図10 触診による咬合状態の確認はメインテナンス時には大切である

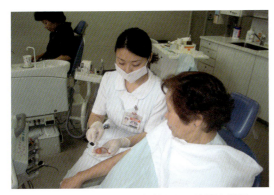

図11 義歯の汚れは患者さんに確認させる

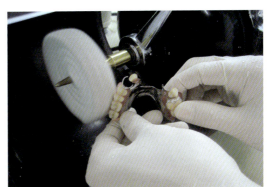

図12 最終研磨はレーズ研磨が望ましい

3. 義歯の管理

　まずは，義歯の清掃状態を見る．汚れやすい支台装置部，下顎前歯部舌側部，上顎臼歯頬側部を患者さんと共に確認する（図11）．次に亀裂や欠けが生じていないかをチェックし，生じていた場合は原因を確認することが大切である．原因の多くは義歯の不適合か咬合のバランスが崩れている場合が多いので，それぞれの調整を行う必要がある．また，義歯に動揺がないかを確かめることも大切である．メインテナンス時には最後にレーズ研磨を行い（図12），患者さんに爽快感を与えると再来院の意識が高まる．

　義歯の安定がよく咬合のバランスがよい義歯は，義歯床下の顎堤吸収の進行は非常に遅い．バランスを崩しているときは義歯の動揺，歯槽堤の吸収と悪循環が生じ不適合の進行は早いので，その際は咬合関係や義歯の把持・維持状態の確認も大切である．

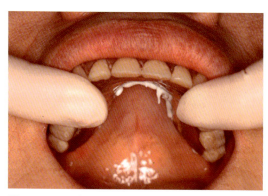
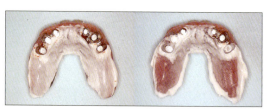

図13 オーバーデンチャーにおける義歯適合の確認は根面板部を圧接させる

図14 圧接部位の違いにより義歯適合状態を誤診する

　　　　　　　　　　　　　　　　　　根面板部を圧接した時　　　粘膜部を圧接した時

1) 適合の確認

　オーバーデンチャーの根面板は部分床義歯のレストと同様に常に圧が加わっているため，患者さんの再来院時に歯根膜支持と粘膜支持のバランスを確認する必要がある．具体的にはフィットチェッカー等の適合診査材で調べることになるが，まず，手指により義歯に動揺がないことを確認することが大切である．その際，根面板が数本あると手指で義歯の適合を確認しても，義歯に動揺を感じない場合が多い．数本の根面板の歯根膜により義歯が安定し，床下粘膜面の不適合を見逃す場合がある．メインテナンス時にこれを見逃すと，根面板支台歯の歯根膜負担のみの咬合支持負担による負担過重となり，長期経過に問題が生じる．そこで，床粘膜面に適合診査材を介在させ，根面板部のみを手指で押し，粘膜部の適合を確認する必要がある（図13）．人工歯部等の粘膜負担部分を圧接すると，義歯床が適合しているように診査材が薄くなり，適合状態を間違えるので注意が必要である（図14）．

　磁性アタッチメントを用いたオーバーデンチャーの場合は，特に義歯粘膜面が不適合であるとキーパー付根面板に過大な負荷がかかり，支台歯の動揺や義歯破折の原因になり，良好な術後が望めなくなる．不適合が確認された場合はリラインを行う必要があるが，その際も根面板部のみを加圧し，床下粘膜面の再適合を獲得することが大切である．

2) 咬合の確認

　レジン歯や硬質レジン歯は必ず咬耗，摩耗するものであるから，装着当初の咬合高径や顎位に変化がないかを確認する必要がある．患者さんは義歯の長期使用により人工歯も咬耗し，口腔全体の咬合バランスが得られている感覚となり，不備を感じていない場合が多い．もし，残存歯同士が咬合している口腔内であれば，タッピングさせ指先の触診により残存歯の咬合の強さを確認する．さらに咬合紙の引き抜きにより人工歯の咬合状態を確認し（図15），バランスが悪いときには人工歯咬合面の新鮮面を出し，常温重合レジンを盛り，咬合させ調整を行

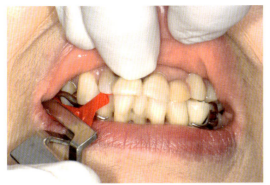

図15 咬合状態の変化は，触診や咬合紙の引き抜き試験で確認する

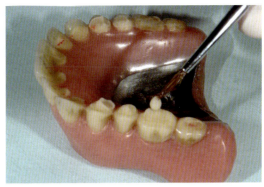

図16 咬合再構成は常温重合レジンを人工歯機能咬頭に盛る

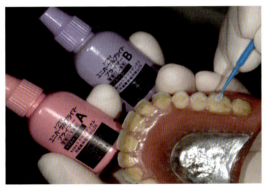

図17 硬質レジンに常温重合レジンを添加するときにはプライマーが必要である

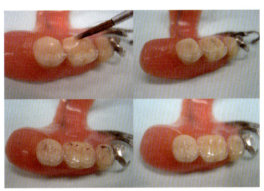

図18 レジン歯は咬耗が早いので，月1度程度の再構成が必要である

う．その際，機能咬頭のみに盛ると側方運動時の咬合調整が少なくてすむことが多い(図16)．

　側方運動時も残存歯同士が強くガイドしてないかの確認が大切である．しかし，人工歯のガイドを強くすると義歯に不利な動きとなるので，残存歯に犬歯誘導があれば人工歯は中心咬合時のみ咬合させ，側方は離開咬合に調整すると義歯が安定する．

　硬質レジン歯の場合は咬合面の新鮮面にプライマーを塗布して（図17）から常温重合レジンか硬質レジンを盛り調整を行うとよい．特にレジン歯は咬耗，摩耗しやすく，メインテナンスのたびに咬合再構成の必要性の有無を確認する．再構成の際，リマウントによる人工歯の交換が最良かもしれないが，通常はレジン人工歯の機能咬頭に常温重合レジンを盛り，咬合調整を行う（図18）．レジン歯は咬耗が早いのでよく咬む症例ではメインテナンスごとに常温重合レジンを盛ることが多い．

第7章 トラブルへの対応

1. 口腔内と義歯の清掃が悪いとき

　何度言ってもブラッシングの悪い患者さんはいる．おそらく筆者の指導が悪いのである．このような患者さんの多くは，「おかしいな，磨いているのにやり方が悪いのかな」と言うのがほとんどである．筆者の経験では9割の患者さんは鏡を見ず，行っているのが現実である．筆者も鏡を見てはいないので患者指導が上手くできていないが，特に根面板に対しては頭の大きな歯ブラシ（図1）によるブラッシングを基本とし，その他はメインテナンス時に汚れが見られる個所を患者さんに自覚させ，小さなブラシによる部分的な刷掃指導を行っている．

　また，義歯に付着するプラークがある場合は汚れた義歯を患者さんに確認させ，清掃を促すことが大切である．食後に食器を洗うのと同様に義歯も洗うことを指導すると患者さんの理解が得られやすい．

　さらに義歯の人工歯歯頸部などが汚れやすい場合は，審美性に影響しない部分であれば（図2），凹凸を修正し清掃性を高めると効果的である（図3）．シンプルな洋食器が洗いやすく，芸術的な和食器が洗いにくいのと同様である．実験的にも歯肉形成をしない義歯の方が，プラークの付着は1/7程度まで減少した（図4）．患者指導を十分に行えばいいのかもしれないが，基本的には患者さんはあまり丁寧に義歯を取り扱わない気がする．

　また，現在は患者指導という表現を否定しているようだが，時として愛情を持ってきつく指導することが患者さんの良好な術後経過を得るためには必要である．

2. 支台歯が動揺してきたとき

　オーバーデンチャーの支台としてのアタッチメントは機能時には常に咬合圧を受けることになるので，義歯床と粘膜との適合が重要である．粘膜面の不適合な義歯を使用することは磁性アタッチメントが支点となり，負担過重が生じ早期に支台歯が動揺をきたすこともある．

　また，キーパー付根面板の側壁を側方力に抵抗する形態にすると（図5），維持機能を増す

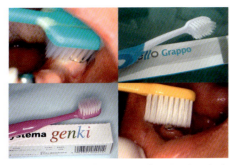

図1 根面板のブラッシングは頭の大きな歯ブラシを推奨している

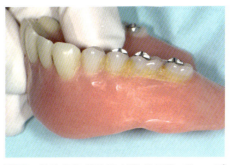

図2 義歯臼歯部の歯肉形成はデンチャープラークが付着しやすい

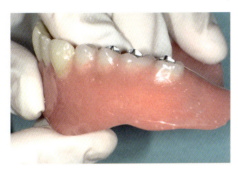

図3 義歯臼歯部の歯肉形成を平坦に修正すると汚れにくくなる

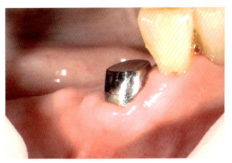

図5 根面板側壁が高いと，維持はよいが側方力の負荷を強く受けることになる

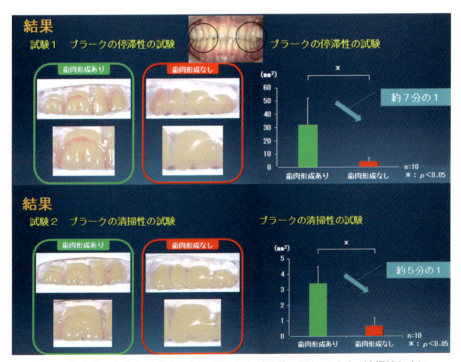

図4 実験的にも歯肉形成をしない義歯の方が顕著に汚れにくく，清掃性もよい

第7章　トラブルへの対応

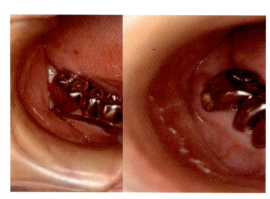

図6　スケーリング時に不適合を確認したら明確に削除明示し，確認する

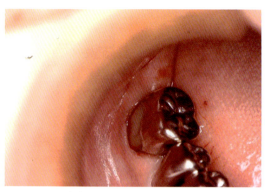

図7　コンポジットレジン充填による二次カリエスの処置を行う

ことはできるが，支台歯には強い側方力がかかり，支台歯に優しい維持装置にはならない．つまり，支台歯の骨植に不安がある場合は，根面板を顎堤の形に沿った形態に製作し，側方力が根面板に加わりにくい形態にしなければ，支台歯に非機能的な負荷がかかり支台歯の動揺を招くことになる．もし，支台歯が垂直的に動揺するときには保存が困難であるが，水平的な動揺であれば，磁石構造体を外し，根面板が義歯内面と接触しないように内面を削合し，義歯自体の適合を確認し，支台歯の歯周処置を行うことを勧める．その後，改善されたら再度磁石構造体を装着することも可能となる．

　オーバーデンチャーの問題点として，義歯床による根面板周囲の歯周組織に対する侵襲が挙げられる．義歯床による支台歯の歯周疾患の誘発により，支台歯に動揺をきたすこともある．キーパー付根面板周囲の歯周ポケット内にレジンが侵入した状態で，オーバーデンチャー内面が完成されている場合は，部分床義歯の床縁が残存歯の歯頸部に沿っているのと同様に辺縁歯肉への過度な刺激により歯肉退縮をおこすことがある．「義歯床縁の位置」の項（p.25）でも述べたが，根面板を床内面で覆う場合はポケット部に一層のリリーフをして，刺激を回避する必要がある．

3. 支台歯がカリエスに罹患していたとき

　支台歯に二次カリエスを発見した場合は，装着した根面板やクラウンを再製作すればよいが，使用している義歯への対応が困難になる場合や，クラウンを撤去することにより抜歯になる可能性が高い場合は，充填処置を行うことがよい場合が多い．その際，しっかり罹患部分を直視し，罹患部を除去することが大切である（図6）．そのためには装着してある金属部を大きく削除し，罹患部を露出させ，充填処置を行うことが術後経過をよくする（図7）．

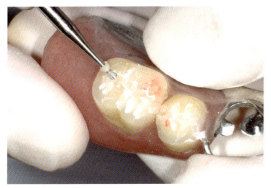

図8 咬合接触は変えずに、裂溝を深く掘り込みスピルウェイを付与する

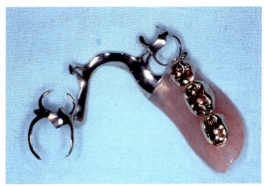

図9 金属歯は咀嚼能力の向上に有効である

4. 食物が咬み切れないとき

　患者さんが「野菜が咬み切れない」と訴えることがある．先にも述べたが人工歯は咬耗するものである．咬合のバランスが崩れると残存歯にも負担が増え，義歯のバランスが悪くなり種々な問題が生じてくる．そこで，咬耗した人工歯咬合面を再構成し，咀嚼機能を回復させる必要がある．メインテナンスを行う頃は患者さんも義歯に慣れ，人工歯咬合面も咬耗し，それなりに食べやすくなっているので義歯に不満を訴えることは少なく，この義歯の咬合を再構成すると患者さんが少し違和感を訴えることがあるが，長期良好な術後を得るには必要なメインテナンスである．

　基本的にオーバーデンチャーの咬合は，根面板上部の人工歯に咬合接触を与え，歯根膜負担を得ながら，咬合平面や咬合高径を適正にする．これらの調整方法は「咬合の確認」の項（p.98）で記載してある．

　しかし，上記の対処を行っても患者さんが不満を訴える場合は，人工歯咬合面にスピルウェイを付与する（図8）．つまり咬頭や溝を明確に付与することも効果がある．もし口腔内と義歯の安定がよければ人工歯咬合面を金属歯に置き換えることも一つの手段である（図9）．

5. 義歯ががたつくとき

　患者さんが「義歯ががたつく」と訴えることがある．この場合，義歯粘膜面が適合していない場合と義歯粘膜面は適合しているが歯ぎしりにより義歯を動揺させる場合とが考えられる．中心咬合位，つまりタッピング時に義歯ががたつくとすれば粘膜面の不適合を疑うが，側方や前方運動の時，つまり咀嚼運動時にがたつく場合は，まず人工歯が強いガイドになっていないかを確認する必要がある（図10）．もし，強いガイドがあれば残存歯とのバランス

第7章　トラブルへの対応

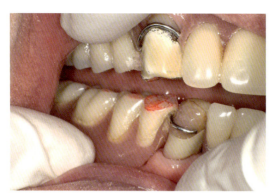

図10　人工歯の強い側方ガイドは義歯の動揺を招く

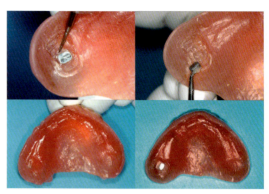

図11　磁石構造体を摘出し，リラインを行ってから再設置を行う

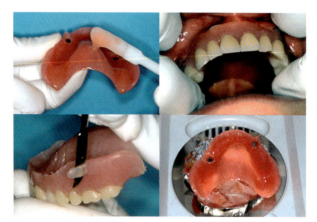

図12　光重合レジンによるリライン

を取る必要がある．咬合の付与の方法は「咬合の確認」の項（p.98）で述べてある．

　義歯ががたつく原因は歯根膜支持と粘膜支持の不均整が考えられる．中間欠損症例であれば，支台歯のレスト支持により粘膜面の不適合を見落とすこともある．遊離端欠損症例では粘膜負担部を圧接することによりレストを支点に義歯が回転し，粘膜面が密接し，不適合を見落とすこともある．p.98でも述べたが，義歯の適合を確認する際はフィットチェッカー等の適合診査材を用い，根面板部や歯根膜支持部を手指により圧接し，診査材の厚みを確認する．粘膜面の不適合が確認され，直接法でリラインする場合は，リライン材を通法に従い義歯粘膜面にのせ，口腔内に圧接することになるが，この際，粘膜負担部を加圧するのではなく，磁性アタッチメントを使用している根面板上部を加圧することが大切である．加圧に際しては患者さんに咬合させるのではなく，術者が手指により加圧する必要がある．咬合させてしまうと咬合の不確実性により義歯が所定の位置に収まらない場合がある．

　磁性アタッチメントを用いたオーバーデンチャーの場合，アタッチメントの吸着面にレジ

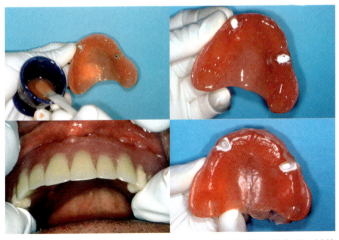

図13 リライン時にフィットチェッカーを磁石構造体表面に付着させ，膜を作るとキーパーとの密着を保護し，エアーギャップ発生を防止する

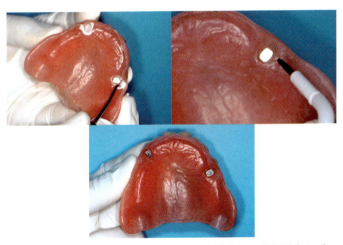

図14 リライン後フィットチェッカーを除去し，常温重合レジンで修正する

ンが侵入してしまうとエアーギャップが生じ維持力を失うこともある．そこでアタッチメントが1つくらいであれば磁石構造体を外し，リラインを行ってから磁石構造体を再装着すればよい（図11）．しかし数が多く再装着が煩雑な場合は光重合レジンを用いて，磁性アタッチメントが所定の位置に戻った時点で重合させるのがよい（図12）．光重合装置がない場合は，リライン材を磁石構造体の吸着面に載せないように注意しながら義歯粘膜面に載せ，口腔内に戻す直前にフィットチェッカーを吸着面にわずかに付け，口腔内に義歯を戻し，キーパーと磁石構造体の吸着面の間にレジンを侵入させない方法がよい（図13，14）．

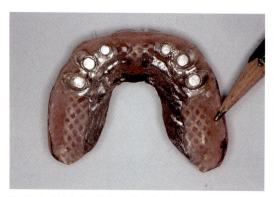 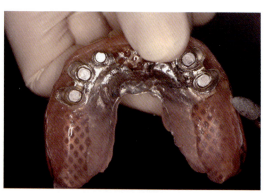

図15 リライン時は義歯床縁を鉛筆で明記し，粘膜の再適合を重視する

図16 硬化後明記した鉛筆の床縁まで削合し，リラインを完成させる

　リライン後に咬合調整を行うことが望ましい．リライン時には床縁の筋形成を行わず加圧のみ行い，粘膜面に唾液の侵入が起こらないようにする．そのためにはリライン前に義歯床縁を鉛筆によりマークをしておき，リライン後マークまで削合し完成させる（図15，16）．使用していた義歯は基本的に筋形成されており，患者さんには適した床縁形態であることが多く，マークしておくとリライン後にトラブルが少ない．リライン材や常温重合レジンの硬化時間は術者の操作により異なることが多いので，各自の操作時間を確認しておくとよい．ちなみに著者の時間は，アンダーカットが存在する場合は2分前後で一度義歯を脱着させる操作が著者にはよいタイミングである．

6. 終わりに

　磁性アタッチメントはいくつかの特徴を備えており，本書に記載させていただいた．臨床成果を発揮するためには，これらの特徴を十分理解して用いることが必要である．さらに，磁性アタッチメントといえども維持装置の一つであり，義歯設計にあたっての維持装置の選択は，通常の義歯と同様，種々のバランスが大切である．そして，最も重要なことは補綴治療終了後の口腔内管理である．残存歯の歯周管理，義歯の適合，咬合状態の確認，残存歯の状態変化への対応，口腔内の加齢変化にも伴う対応を定期的に行い，術者が治療した口腔内状態を継続することが不可欠である．

　今後も磁性アタッチメントの使用方法や改良を重ねる必要性と，生体への磁気効果の可能性を求めて，「患者さんと歯科医師のために」を合言葉に活用していただきたい．

参考文献

1) Freedman H：Magnets to stabilize dentures, JADA, 47：288-297, 1953.
2) Becker JJ：Permanent magnets, Sci. Am., 223：92-100, 1970.
3) 佐々木英機, 木内陽介：歯科補綴物へのサマリュームコバルト合金磁石の応用について, 補綴臨床, 9：77-82, 1976.
4) Bassett CAL., Mitchell SN and Gaston SR：Treatment of ununited tibial diaphyseal fractures with pulsing electromagnetic fields, J Bone Joint Surg 63A：511-523, 1981.
5) Luben RA, et al.：Effect of electromagnetic stimuli on bone and bone cells in vitor：Inhibition of responses to parathyroid hormone by low-energy low-frequency fields, Proc Natl Acad Sci USA 79：4180-4184, 1982.
6) Sagawa M, et al.：Permanent magnet materials based on the rare earth-iron-boron tetragonal compounds, IEEE transactions on Magnetics MAG-20 (5)：1584-1589, 1984.
7) 田中貴信, 三原　学, 岸本康男, 他：MR-CT画像診断を妨げた磁性アタッチメント利用の下顎顎義歯の1例, 顎顔面補綴, 11 (2)：55-62, 1988.
8) 田中貴信, 岸本康男, 星合和基, 他：キャップ型磁性アタッチメントの検討, 顎顔面補綴, 12 (2)：1-11, 1989.
9) 田中貴信：磁性アタッチメント―磁石を利用した新しい補綴治療―, 医歯薬出版, 東京, 1992.
10) 田中貴信, 星合和基, 中野和彦, 他：各種磁性アタッチメントの基本特性に関する比較検討, 日磁歯誌, 1 (1)：35-44, 1992.
11) 石上友彦, 栗田賢一, 大崎千秋, 他：磁性アタッチメントを利用したインプラント義歯, 歯科ジャーナル, 38 (1)：49-55, 1993.
12) 石上友彦, 田中貴信, 岸本康男, 他：「マグフィット600」技工用アクセサリー（housing pattern）の試作, 日磁歯誌, 3 (1)：73, 1993.
13) 宮田英俊, 田中貴信, 石上友彦, 他：磁性アタッチメントの心臓ペースメーカーへの影響に関する実験的研究, 日磁歯誌, 2 (1)：11-17, 1993.
14) 石上友彦, 内藤宗孝, 宮田英利, 他：磁性アタッチメントのMRIに与える影響に関する実験的研究, 顎顔面補綴, 17 (2)：124-136, 1994.
15) 田中貴信：続・磁性アタッチメント―108問108答―, 医歯薬出版, 東京, 1995.
16) 野口一美, 水谷　紘, 藍　稔：海外の磁性アタッチメントに関する調査, 日磁歯誌, 4 (1)：37-47, 1995.
17) 石上友彦, 田中貴信, 川澄勝久：マグフィットEX600を用いたMagnotelescopic Crown（MT冠）の製作法, 歯科技工, 25 (12)：1486-1491, 1997.
18) 石上友彦, 大崎千秋, 栗田賢一, 他：磁性アタッチメントを利用した歯科インプラントのための外科用テンプレートの臨床的検討, 日磁歯誌, 6 (1)：57-62, 1997.
19) Ishigami T, Tanaka Y：The Success of Magnoprosthetics in Japan, 日磁歯誌, 7 (1)：35-40, 1998.
20) 野崎乃里江, 田中貴信, 出崎義規, 他：磁性アタッチメントのレジン義歯床の曲げ強さに及ぼす影響, 日磁歯誌, 8 (1)：63-69, 1999.
21) 岡本佳三, 江田和夫, 宮崎光治, 他：鋳造用Pd-Co-Ag系磁性合金, 歯材器, 18 (2)：102-108, 1999.
22) 田中貴信, 星合和基, 金沢　毅：磁性アタッチメントの臨床とその展望－更なる臨床活用への提案－, 日磁歯誌, 10 (1)：31-44, 2001.
23) 田中貴信, 星合和基, 石上友彦, 他：磁性アタッチメントの臨床とその展望, 日磁歯誌, 10 (1)：31-44, 2001.
24) 飯田　健, 阿部　寛, 細井紀雄, 他：コーヌステレスコープデンチャーの内冠脱離に磁性アタッチメントで対応した症例, 日磁歯誌, 11 (1)：26-30, 2002.
25) 小林健一郎, 眞木吉信, 櫻井　薫, 他：オーバーデンチャーの支台歯の臨床評価, 老年歯科医学, 17 (3)：

300-306, 2003.
26) Suminaga Y, Tsuchida F, Hosoi T, et al.:Surface Analysis of Keeper on Dental Magnetic Attachments –Comparison of Cast-Bonding Technique and Direct-Bonding Technique, Prosthodont Res Pract, 3：62-68, 2004.
27) 中林晋也，瀧本博至，石上友彦：磁石構造体合着時に使用する常温重合レジンの量と吸引力の関係について，日磁歯誌，14（1）：39-42, 2005.
28) Fujimoto T, Ishigami T, Tsukimura N：Repair of a Metal Plate Denture with Keeper Tray, J J Mag Dent, 14（2）：22-27, 2005.
29) Ohyama T, Ishigami T, Sakaguchi S, et al.：The Extracoronal Magnetic Attachment Using Ready-Made Patterns, JJ Mag Dent, 15（2）：28-32, 2006.
30) 藤本俊樹，石上友彦，大谷賢二，他：キーパー根面板の高さがオーバーデンチャーの支台歯に及ぼす影響，日磁歯誌，15（1）：29-34, 2006.
31) 石上友彦：第4章　磁性アタッチメントを用いた可撤性ブリッジ：松村英雄，田中卓男，接着を活かした歯冠修復，永末書店，京都，2006.
32) 奥野　攻：歯科用磁性アタッチメントの基礎，The Journal of Dental Engineering, 161：3-6, 2007.
33) Umekawa Y, Kokubu M, Ishigami T：Influence of keeper tilt angle on retentive force of magnetic attachment, J J Mag Dent, 16（2）：10-13, 2007.
34) Shoji K, Masuda T, Nakamura Y, et al.：Morphological change in the Magnetic Attachment Surface by Repeated Loads, 日磁歯誌，16：56-61, 2007.
35) Tsuchida F, Suminaga Y, Hosoi T, et al.：Comparison of the Attractive Forces of Dental Magnetic Attachments Fabricated Cast-and Direct-Bonding Techniques, Prosthodont Res Pract, 6：46-49, 2007.
36) Katakura Y, Ohyama T, Ishigami T, et al.：Influence of the Angle of attractive Surface of Root Cap Affect Abutment Tooth for Overdenture. JJ Mag Dent, 17（2）：31-34, 2008.
37) 田所里美，大山哲生，石上友彦，他：常温重合レジンによる磁石構造体合着時の義歯通路部の処理，日磁歯誌，17（1）：45-49, 2008.
38) Umekawa Y, Ishigami T：Influence of keeper tilt angle on retentive force, JJ Mag Dent, 17（2）：98-100, 2008.
39) Hosoi T, Ohkubo C, Takada Y, et al.：Foreign Dental Magnetic Attachments, JJ Mag Dent, 17（2）：89-94, 2008.
40) 石上友彦：ライフステージでわかる歯と口の健康ガイド；入れ歯も磁石で安心，医歯薬出版，東京，2008.
41) 石上友彦，永井栄一：磁性アタッチメントの現状，日本歯科評論，69（7）：58-66, 2009.
42) Endo S, Ishigami T, Miyata K：Hardening time of self-curing resin for installing magnets and removing denture, JJ Mag Dent, 18（2）：46-49, 2009.
43) 石上友彦：磁性アタッチメントの現状，日本歯科評論，69（7）：58-66, 2009.
44) Yamanaka D, Ohyama T, Ishigami T, et al.:The inclination angle on the axial surface of coping affects the stress distribution of the abutment tooth for overdentures, JJ Mag Dent, 18（2）：42-45, 2009.
45) 片倉祐輔，大山哲生，石上友彦，他：オーバーデンチャーにおける支台歯根面板上面の傾斜角度の違いが周囲皮質骨に及ぼす影響，日磁歯誌，18（1）：19-24, 2009.
46) 田中譲治：インプラント治療への積極的導入，日磁歯誌，19（1）：17-28, 2010.
47) 石上友彦：部分床義歯（補綴）を考える―インプラントが第一選択か―，日歯医師会誌，62（10）：25-34, 2010.
48) 高田雄京：ISO対策委員会報告，日磁歯誌，20（1）：81-85, 2011.
49) Hasegawa M, Umekawa Y, Ishigami T, et al.：Retentive force and magnetic flux leakage of magnetic attachment in various keeper and magnetic assembly combinations, J. Prosth. Dentistry, 105：266-271, 2011.

50) Miyata K, Hasegawa M, Ishigami T, et al.：Retentive force and Magnetic Flux Leakage of A Magnetic Attachment in a Keeper and Castable magnetic Alloy, JJ Mag Dent, 20（2）：40-43, 2011.
51) ISO13017 Dentistry-Magnetic attachments, International Organization for Standardization, 2012.
52) 阿部有希，長谷川みかげ，石上友彦，他：MRI対応策としてのキーパー着脱が容易な根面板の考案，日磁歯誌，21（1）：37-41，2012.
53) Miyata K, Hasegawa M, Ishigami T：Radiofrequency heating and magnetically induced displacement of dental magnetic attachments during 3.0T MRI, Dentomaxillofacial Radiology, 41：668-674, 2012.
54) 中野正基，柳井武志，山下文敏，他：Nd-Fe-B系厚膜磁石の作製と磁気特性，日本金属学会誌，76（1）：59-64，2012.
55) 石上友彦：適材適所の臨床応用―メリット・デメリットから見直す磁性アタッチメント，QDT，37（6）：60-69，2012.
56) 日本磁気歯科学会安全基準検討委員会：磁性アタッチメントとMRI―歯科用磁性アタッチメント装着時のMRI安全基準マニュアル―，日磁歯誌，21（1）：91-110，2012.
57) 冨山雅史，山本桂子，高田雄京：歯科におけるISO活動の概要と歯科用磁性アタッチメント国際規格について，日歯医師会誌，66（8）：35-39，2013.
58) 石上友彦：磁性アタッチメントの失敗と対策，日磁歯誌，22（1）：24-29，2013.
59) Hasegawa M, Miyata K, Ishigami T, et al.：Radiofrequency heating of metallic dental devices during 3.0T MRI, Dentomaxillofac Radiol, 42（5）：234-244, 2013.
60) 石上友彦：動きの少ない入れ歯が欲しい―磁性アタッチメントによる対応編，QDT，38（8）：49-59，2013.
61) 中村好徳，吉原健太郎，岩井孝充，他：鋳造用磁性合金と押湯の混合比率が鋳造キーパーと磁石構造体の吸引力に及ぼす影響，日磁歯誌，22（1）：83-89，2013.
62) 田中貴信：蝶々に育った毛虫さん―磁性アタッチメント開発秘話―，日磁歯誌，22（1）：1-12，2013.
63) 尾澤昌悟：磁場の骨芽細胞への影響について，日磁歯誌，22（1）：49-53，2013.
64) 石上友彦：磁性アタッチメントの長期経過症例からわかるトラブル対策，日本歯科評論，74（12）：36-48，2014.
65) 石上友彦：磁性アタッチメントの履歴と指針，日補綴会誌，16，343-350，2014
66) 日本磁気歯科学会安全基準検討委員会：磁性アタッチメントとMRI―歯科用磁性アタッチメント装着時のMRI安全基準マニュアル―，日磁歯誌，24（1）：83-103，2015.
67) 石上友彦：第2章 部分床義歯のメインテナンス；石上友彦，加藤 均，吉田惠一編，補綴後のメインテナンス―患者さんと歯科医師のために―，口腔保健協会，東京，39-70，2016.
68) 田中貴信 編：新・磁性アタッチメント―磁石を利用した最新の補綴治療―，医歯薬出版，東京，2016.

索　引

【あ】
アーチファクト　5，79，80
アルタードキャスト法　55
安全性　79
安全性試験　84
アンダーカット　22，26，63

維持力　16，27，86
維持力の低下　17，18，21，87
印象採得　10，12
インプラント　53，65，83
インプラントアバットメント　55
インプラントオーバーデンチャー　53，57
インプラント義歯　4，53
インプラント治療　57，59
インプラントブリッジ　60
インプラント用キーパー　53，57，65
インプラント用磁性アタッチメント　53，58

ウォッシュ　10，12
うねり　18，87

エアーギャップ　1，86，105
エピテーゼ　70

応力　15，52
オーバーデンチャー　25，29，32，35，37
オルタードキャスト法　44

【か】
回転ブラシ　94
回転防止溝　9
下顎顎義歯　67
顎顔面補綴処置　4
顎顔面補綴治療　62，65，67，70
顎義歯　63，70，75

カップヨーク　28，87
可撤式キーパー根面板　85
可撤性ブリッジ　42，44，47
加熱係留時間　18
カラクリ義歯　64，67
カリエス罹患　95
患者指導　100
間接維持装置　73
顔面補綴　70，71

キーパー　1，6
キーパー吸着面　15，18
キーパー支台　58
キーパー付コーヌス様内冠　2，74
キーパー付根面板　7，13，17，49
キーパートレー　18，85
キーパーの位置　15
キーパーの発熱　84
義歯縁　35
義歯修理　76，77
義歯床縁　25，31，88，89，106
義歯床付 MT 冠ブリッジ　44，46
義歯設計　106
義歯操作性　63
義歯の適合　104
義歯の動揺　97，103
義歯の把持　51
義歯の不適合　97，104
希土類磁石　3，86
機能咬頭　99
吸引力　21，86
吸着面　16，18，86
吸着力　84
金属歯　33，103
金属床　20，24，51
金属プレート　67

クリアランス　3，24，92

外科用テンプレート　54
研磨平面　18，87

口腔内管理　106
咬合高径　32，37
咬合紙の引き抜き　98
咬合調整　10，39，99
咬合の再構成　36，99
咬合のバランス　90，97
咬合平面の修正　37
口唇口蓋裂症例　68
合着操作　21，23
咬耗　36，98，103
コーヌス冠の修理　74，75
個歯トレー　12，31
コンビネーションクラスプ　39
コンポジットレジン　76，95
根面形成　7，9，30
根面板の形態　2，8，14
根面板マージン　95

【さ】
再合着　85
サベイライン　26
残遺孔の閉鎖　68
暫間根面板　10，30
サンドブラスト処理　21，90

自家製アタッチメント　64
歯冠外磁性アタッチメント　2，48，50，51，52，90
歯冠歯根比　2，32
歯冠補綴装置脱離　34，73
色素沈着　23
軸面テーパー　8
歯根膜支持　47，98，104
磁石構造体　1，6，27，87
磁石構造体合着　22，24
磁石構造体脱離　3，90

歯周管理　94
歯周ケア　26，89
歯周疾患　102
歯周処置　8，10，90
歯周ポケット　8，88
磁性アタッチメント付インプラントブリッジ　60
磁性ステンレス　1，57
支台歯　2，90
支台歯形成　8，30
支点　91
歯肉形成　100
歯肉退縮　88，102
歯肉付模型　14，89
充填処置　102
修理　73，74，76
常温重合レジン　10，12，21，86，90，99
上顎顎義歯　4，62，65
床下粘膜面　98，104
照射時間　84
触診　95，98
シリコーン樹脂　70
シリコーンラバー印象材　12
磁力　1，27，87
人工歯咬合面　98，103
人工歯の選択　34
唇側の豊隆　26，35

垂直的動揺　7，29
隙間腐食　17
スケーリング　94，95
ステント　54
スピルウェイ　103
スピンエコー法　80
スペース　3，21，32，90

石膏スペーサー　20，22
接着プライマー処理　90，91
セメント除去用探針　94
全部床オーバーデンチャー　30，32

111

操作時間　22, 106
即時オーバーデンチャー　39, 41
即時再建　67
側壁の高さ　15, 100
側方力　2, 14, 39, 100

【た】
ターミナルケア　65

チーム医療　71
力のベクトル　16
着脱方向　52, 64, 73
鋳接法　16
鋳接用キーパー　17
鋳造冠脱離　73
長期予後　36, 43, 48, 57, 58, 61, 64
蝶番機構　63, 67

抵抗形態　42, 69
挺出　72
適応症　7
適合診査材　86, 98, 104

読像　5, 79, 80
取り込み印象　51
トルク　82
通路　22

【な】
軟性裏装材　30

二次カリエス　95, 102
日本磁気歯科学会　6, 84

粘膜支持　51, 98
粘膜負担　51
粘膜面の不適合　90, 103

脳ドッグ　79

【は】
ハウジングパターン　20, 23, 33, 42, 55, 91, 92
把持面　52
把持腕　48
破損　3, 90
抜歯　72
発熱　5, 83
歯ブラシ　93, 100

光重合レジン　105
皮弁移植　71
冷やし金　17

フィクスチャー埋入起始点　54
腐食　87
負担過重　61, 100
負担軽減　33
不適応　7
筆積み　22
プラーク　94, 100
プライマー　22, 99
ブラッシング　93, 100
不良インプラント　37
ブロックアウト　55

米国材料試験協会　84
閉磁路　28, 87
ベニアグラフト　59
偏向度　80
偏向力　5, 80
片側処理　39, 41

方向性の自由度　65, 73
放射線性壊死　72
放射線治療　72
ポストキーパー　11, 76, 78
ポストの形成　9

【ま】
前咬み　29

112

マグノテレスコープクラウン　2, 42, 45, 46

ミリング　51, 69

メインテナンス　34, 40, 48, 50, 52, 61, 93
メタルタッチ　38, 57
面荒れ　18, 87

モチベーション　49

【ら】
ラジオ波　83

リーゲルのアタッチメント　68
リーフレット　84
離開咬合　39, 40, 99
両側遊離端義歯　29
リライン　52, 98, 104, 106
リリーフ　25, 88
臨床的問題点　79

レーズ研磨　97
レジンコーティング材　22
レジン床　3, 7, 19, 21, 25, 91
レジンセメント　23, 43
レジンの収縮　21, 86

レジンの劣化　90
連結冠　50

漏洩磁場　27, 28, 87

【C】
CAD/CAM　59

【I】
ISO 規格　6

【K】
KB 法　17, 18, 69, 85

【M】
MRI　5, 79, 80, 84, 85
MRI 安全基準マニュアル　80
MT 冠　2, 42, 47, 75
MT 冠インプラント　58
MT 冠ブリッジ　42, 44, 45

【S】
segment の固定　68

【X】
X 線診査用ステント　53

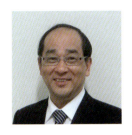

石上　友彦
（いしがみ　ともひこ）

昭和 27 年	生まれる
昭和 53 年	日本大学歯学部 卒業
昭和 58 年	東京医科歯科大学大学院歯学研究科 修了
昭和 58 年	東京医科歯科大学歯学部（冠橋義歯学）
昭和 61 年	愛知学院大学歯学部（部分床義歯学）
平成 13 年	日本大学歯学部歯科補綴学第Ⅱ講座 教授（部分床義歯学）

磁性アタッチメントの臨床―症例から学ぶ実践テクニック―

2017 年 3 月 10 日　第 1 版・第 1 刷発行

著　者　石上友彦

発　行　一般財団法人 口腔保健協会

〒170-0003　東京都豊島区駒込 1-43-9
振替 00130-6-9297　電話 (03) 3947-8301
FAX (03) 3947-8073

乱丁・落丁の際はお取り替えいたします．　　　　　　印刷・製本／木元省美堂

©Ishigami Tomohiko 2017. Printed in Japan
ISBN978-4-89605-329-6　C3047

本書の内容を無断で複写・複製すると，著作権・出版権の侵害となることがありますので御注意下さい．

JCOPY ＜(社)出版者著作権管理機構 委託出版物＞

本書の無断複写は著作権法上での例外を除き禁じられています．複写される場合は，そのつど事前に，(社)出版者著作権管理機構（電話 03-3513-6969, FAX 03-3513-6979, e-mail：info@jcopy.or.jp）の許諾を得て下さい．